U0600135

临床急诊护理新进展

LINCHUANG JIZHEN HULI XINJINZHAN

岳凤玲 主编

汕头大学出版社

图书在版编目（CIP）数据

临床急诊护理新进展 / 岳凤玲主编. －汕头：汕头大学出版社，2018.8

ISBN 978-7-5658-2924-6

Ⅰ. ①临… Ⅱ. ①岳… Ⅲ. ①急诊－护理 Ⅳ. ①R472.2

中国版本图书馆CIP数据核字（2018）第205848号

临床急诊护理新进展

LINCHUANG JIZHEN HULI XINJINZHAN

主　　编：	岳凤玲
责任编辑：	宋倩倩
责任技编：	黄东生
封面设计：	蒲文琪
出版发行：	汕头大学出版社
	广东省汕头市大学路243号汕头大学校园内　　邮政编码：515063
电　　话：	0754-82904613
印　　刷：	廊坊市国彩印刷有限公司
开　　本：	880 mm×1230 mm　1/32
印　　张：	7.5
字　　数：	209千字
版　　次：	2018年8月第1版
印　　次：	2019年3月第1次印刷
定　　价：	48.00元

ISBN 978-7-5658-2924-6

版权所有，翻版必究

如发现印装质量问题，请与承印厂联系退换

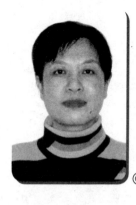

岳凤玲

　　女，本科学历，中共党员，主管护师，于1987年护理专业毕业，从事临床护理工作31年，工作中恪尽职守，尊师重患，积极学习和探索临床护理新领域和新途径，先后被任城区政府评为2012、2013、2015年度"先进工作者"；先后荣获济宁市第二人民医院2010、2011、2012、2015、2016年度"优秀护士"荣誉称号；发表国家级论文2篇，省级论文2篇；完成著作3部；发明实用新型专利6项；完成科研成果《辅酶Q10对冠心病介入治疗后对比肾病（CTN）的影响》1项，并荣获济宁市任城区科技进步一等奖。

急救护理学是护理学的重要组成部分，已逐渐形成了相应的院前急救护理、急诊抢救护理和危重症监护三大护理体系。近年来，随着灾害医学、救援医学的发展，急救医疗服务体系的不断完善，急救护理更显示出其重要性。能在紧急情况下对急危重症病人给予及时、准确的救治和护理是临床医护人员综合能力的具体体现，临床医护人员能熟练掌握临床急救知识与技能，提高抢救成功率，减少并发症，绝非一日之功。因此，笔者根据临床急诊科多年的工作经验和目前国家卫生医疗服务体系的实际情况，编写了《临床急诊护理新进展》一书，供初学者参考。

本书着重介绍了急救护理评估、临床急救技术、中毒急救、常见危重症的急救护理的内容，突出疾病的概念、临床表现、病情评估、救治和护理等内容，贴近急诊医疗和护理工作的临床实践，既有经典、规范的成熟诊疗技术，又有新知识、新技术、新药物的具体应用。本书在编写过程中，查阅了大量参考文献，收录了最新的抢救技术和监护技术，体现了急救学科领域最新的治疗和护理进展，更加突出急救监护技术的理论知识。本书不仅对临床急救护理学学生具有重要的参考价值，同时也可作为急诊、急救专科护士培训的参考用书。

限于编写水平及时间有限，书中难免有疏漏或不妥之处，敬请读者和同仁批评指正。

岳凤玲
2018 年 4 月

目录
CONTENTS

急救护理评估

护理程序是整体护理的核心，护理评估是实施护理程序的第一步，其用评估技巧从不同的来源获取尽可能多的信息，检查信息的可靠性和准确性，最终做出准确的护理诊断。急救护理评估与救护的优先次序是基于患者伤情的危重程度和生命征象。

第一节　急救护理评估程序

急救护理评估程序包括初级评估（primary assessment）和次级评估（secondary assessment），初级评估包括从患者、家属、警察、消防员或专业救护人员处获得的信息，初级评估是为了快速准确地决策，发现致命性的问题并加以处理，以维持稳定生命体征为目的进行急救复苏，之后进行详细的再次评估以确定救护方案。

一、初级评估

初级评估在于发现致命性问题并加以处理，具体内容为：A（airway）：呼吸道及颈椎；B（breathing）：呼吸及换气功能；C（circulation）：循环功能（包括出血情况）；D（disability，disorder of consciousness）：神志情况。

（一）呼吸道维护和颈椎保护

1.检查患者能否说话及发音是否正常

清醒的、能讲话的患者呼吸道通畅，通过与患者沟通也可获得患者主诉、受伤或生病机制、过往相关病史等，但仍须重复评估，并注意发音与年龄是否匹配。不能讲话的患者，检查是否有异物、面部骨折、气管、喉部损伤等原因引起气道阻塞。

2.评估呼吸道是否通畅及清除气道异物

检查可能造成呼吸道阻塞的原因，诸如口、鼻、咽、喉部异物，呕吐物，血块，黏痰，牙齿脱落等，解开伤员的衣领、腰带，清除伤员呼吸道异物，对舌后坠造成的阻塞，可立即将舌牵出固定，或用口咽通气管。

3.保护颈椎

检查患者头颈部是否有外伤，活动是否受限，呼吸有无影响。对于外伤患者打开呼吸道应使用托下颌法，并使用颈托等器具维持颈椎固定。

（二）呼吸和通气

（1）一旦气道通畅得以建立，就应立即评价患者是否有自主呼吸。

（2）观察通气和氧合情况：注意呼吸频率、节律、深浅度等变化，视诊胸廓随呼吸运动的起伏情况，两侧起伏是否对称；听诊双侧肺野呼吸音有无减弱，叩诊肺部是否有气体或血液潴留，胸部触诊可以发现连枷胸的节段或肋骨骨折的征象，这些会影响通气量。此外，体检发现捻发音或软组织内有气体可提示气胸，开放性胸部伤口或气管损伤，这些都会使通气受限。迅速使通气减弱的损伤包括张力性气胸、连枷胸伴肺挫伤、大量血胸和开放性气胸，所有这些损伤应在初级评估中得到确认。呼吸停止者立即进行人工呼吸。

（三）循环功能

1.判断意识状态

当身体循环血量降低时，脑部血流灌注将显著变差而导致意识改变。

2.观察肤色

皮肤苍白或花斑，此时失血量可能已达全身血量30％以上。

3.检查脉搏

外周脉搏细弱，快速和减低都是低血容量的表现。这些患者需要建立额外的大口径静脉输液通路，积极复苏。进行性的外出血应在初级评估中迅速确认和控制，适宜用直接的压迫，尽可能避免使用止血钳，维持有效灌注。潜在性的内出血可发生在胸腔、腹腔、骨折处及穿刺伤的肌肉组织中。维持合理的血压是衡量组织灌注的标志，切忌纠正休克后再手术，及时手术止血才是最根本的抗休克措施。除骨盆骨折大出血或合并腹内脏器伤应立即处理外，对脊柱、四肢、骨关节损伤先临时止血、固定，待脑、胸、腹致命伤经急救处理，病情稳定后再施行确定性手术。

（四）神经系统评估

1.评估患者意识水平

患者是否清醒、对声音有无反应、对疼痛刺激有无反应。

2.检查瞳孔大小和反射

观察其瞳孔是否等大、等圆，瞳孔对光反射、压眶反射、角膜反射是否存在。

3.神经系统初查

初查绝不意味着对神经系统损伤应进行全面评估，如果时间允许，应对患者进行格拉斯哥昏迷指数评分（Glasgow coma scale，GCS），昏迷程度以睁眼反应、语言反应、运动反应三者分数总和即为昏迷指数，得分值越高，提示意识状态越好，14 分以上属于正常状态，8 分以下为昏迷，昏迷程度越重者的昏迷指数越低分，3 分多提示脑死亡或预后极差。

注重患者的体温监控以及保暖，监测排尿量；适度降温，可降低脑组织氧耗，保护血、脑脊液屏障，减轻脑水肿，抑制内源性毒性产物的释放，减轻脑细胞结构的破坏，促进脑功能修复，是最重要的治疗措施之一。颅内温度维持在 32℃～34℃，周身体温 35℃～37℃。

二、次级评估

在初级评估完成、患者生命体征稳定后开始次级评估，次级评估也叫从头至脚的评估（head to toe assessment），是由上到下、由外到内的评估，目的是在于发现患者所有的异常或者外伤，评估时候需要去除衣物，依次检查以下部位。

（一）头面部

1.头皮及头部

有无出血、血肿、撕裂伤、挫伤、骨折等。

2.眼睛

视力、瞳孔大小、对光反射、有无结膜及眼底出血、穿刺伤、晶状体移位，有无因眼眶骨折造成的眼球活动受限。

3.鼻、耳、口腔

有无出血，有无脑脊液鼻漏、耳漏，有无眼眶周围淤血、耳后乳突区淤血等颅底骨折之征象，牙齿有无松动、脱落及咬合不正。

（二）颈椎及颈部

1.颈椎

检查颈椎及颈部有无伤口。

2.颈部

通过视诊、触诊、听诊，判断有无颈椎压痛、气管偏移、喉管骨折、皮下气肿等。

（三）胸部及背部

1.视诊

观察患者有无伤口、有无开放性气胸及大范围连枷胸、呼吸频率及呼吸深度是否异常，如发生肋骨骨折时，胸式呼吸减弱。胸廓不对称可能提示有连枷胸。

2.触诊

完整触摸整个胸廓，包括锁骨、肋骨及胸骨，锁骨骨折或肋骨软骨分离，胸骨加压可能会疼痛，如有大量胸腔积液、气胸可出现一侧胸廓扩张度降低、语音震颤减弱或消失。

3.叩诊

呼吸音降低、叩诊呈高度鼓音提示张力性气胸的可能，须立即作胸部减压处理。

4.听诊

对于气胸可于前胸部高位听出，而血胸可于后底部听出，心音遥远、脉压减小可能提示心脏压塞，心脏压塞及张力性气胸可出现颈静脉怒张，而低血容量可使颈静脉怒张降低或消失。

（四）腹部

1.视诊

观察腹部是否对称，有无伤口、淤血、开放性伤口，腹式呼吸减弱或消失常见于急性腹痛、消化性溃疡穿孔所致的急性腹膜炎。

2.听诊

肠鸣音是否正常，肠鸣音亢进次数多且呈响亮、高亢的金属音为机械性肠梗阻的表现。

3.叩诊

肝浊音界消失代之以鼓音是急性胃肠道穿孔的重要体征。胆囊区叩击痛是胆囊炎的重要体征。

4.触诊

检查腹部有无疼痛、反跳痛，位于脐与右髂前上棘连线中、外1/3交界处的麦氏点压痛为阑尾病变的标志。

（五）会阴、直肠、阴道

1.会阴

检查是否有挫伤、血肿、撕裂伤及尿道出血，由于骨盆骨折可造成骨盆容量增加，引起难以控制的血液流失并导致致命性的失血，必须及时予以评估并处置。髂骨、耻骨、阴唇或阴囊出现淤血要怀疑骨盆骨折，对于清醒患者，骨盆环触压疼痛是骨盆骨折的一项重要体征，对于昏迷患者，采用前后压迫方式，用手轻柔地压髂前上棘及耻骨联合，若造成骨盆活动则要考虑骨盆环分离。

2.直肠

放尿管之前应先作直肠指检，检查肠道管腔内有无血液、有无前列腺损伤、骨盆骨折、直肠壁损伤，以及检查肛门括约肌张力。

3.阴道

女性患者要检查阴道穹隆有无血液，查看有无阴道撕裂伤，对于所有生育年龄的妇女应行妊娠试验检查。

（六）脊柱、关节、四肢

1.脊柱

视诊脊柱有无侧突、畸形，有无脊柱活动度异常，脊柱触诊有压痛及叩击痛多见脊椎外伤或骨折。明显的肢体外伤也有可能在X线片上并未发现骨折。

2.关节

检视肢体有无挫伤或变形，触摸骨骼，检查有无压痛或不正常的活动。韧带破裂会造成关节不稳定，肌肉及肌腱的损伤会影响受创结构的主要活动。

3.四肢

如果出现感觉功能障碍或丧失肌肉自主收缩能力，可能因为神经受损或缺血，或由于筋膜间隔综合征引起。手部、腕部、足部等骨折在急诊室再次评估中通常不能被诊断出，只有在患者已经恢复意识以后，或其他主要的伤害已经解决，患者才能指出这些区域的疼痛。

（七）神经系统

（1）运动及感觉评估（参见本章第三节常用急救评估项目）。

（2）评估患者意识、瞳孔大小、Glasgow昏迷指数评分，检查早期神经状况改变。感觉丧失、麻痹或无力可提示脊柱或周边神经系统可能有重大伤害。使用颈部固定仪器的患者，必须持续使用，直到脊髓损伤已经排除。

三、创伤评分系统

创伤评分系统可以将伤情严重程度转化为一组数字，帮助临床工作者判断伤情严重程度，对正确诊断、指导治疗及判断预后具有重要的现实意义。

（一）解剖学分类

1.简明创伤评分（abbreviated injury scale，AIS）

AIS 于 1971 年发表，它以解剖损伤为依据，最开始主要用于机动车所致闭合性损伤的创伤严重度评分，其后 20 年中历经 6 次修订，2008 年在 AIS05 的基础上修订而成的 AIS08 是最新版本，增加了 12 个新的编码，修改了另外 8 个编码的损伤定级。该法按人体分区进行诊断编码，按损伤程度进行伤情分级。AIS 将全身分解为 9 区，规定每一器官的每种损伤一个编码和分值，有多少处确定的损伤就有多少个编码评分。AIS90 由诊断编码和损伤评分两部分组成，记为"＊＊＊＊＊＊.＊"的形式。小数点前的 6 位数为损伤的诊断编码，小数点后的 1 位数为伤情评分（1~6 分）。第一位数用 1~9 分别代表头、面、颈、胸、腹部和盆腔、脊柱、上肢、下肢、体表；第二位数用 1~6 分别代表全区域、血管、神经、器官、骨骼、意识丧失（loss of consciousness，LOC）；第三、四位数为具体受伤器官代码；第五、六位数为具体的损伤类型、性质或程度；第七位数代表伤势，按照伤情对生命威胁性的大小，将每一处损伤评为 1~6 分。

2.损伤严重评分（injury severity score，ISS）

ISS 以 AIS 为基础把身体划分为 6 个区域，头颈部、面部、胸部、腹部和盆腔脏器、骨盆、四肢和肩胛带的损伤及体表伤。在多发伤情况下，计算 3 个最严重损伤区的最高 AIS 值的平方和，即为 ISS 总分。ISS 主要用多发伤的综合评定，是迄今为止应用最广的院内创伤评分系统，可以预测伤员的存活概率。不足之处在于该法只从解剖角度出发，未考虑生理因素，对重型颅脑伤评分偏低，不能反映年龄、健康状况对预后的影响，无法区分严重创伤和轻度损伤。

3.新创伤严重评分（new injury severity score，NISS）

Osier 等在 ISS 基础上于 1997 年提出了新损伤严重度评分，不论创伤所在位置，NISS 定义为取三处 AIS 评分最严重伤处得分的平方和，对贯穿伤更加准确，对于 ICU 收治的创伤患者，在判断是否需要插管，机械通气及机械通气时间方面，NISS 较 ISS 准确度更高。

（二）生理学分类

1.创伤评分（trauma score，TS）

1981 年由 Champion 等提出，选择的生理指标有：循环，包括收缩压和毛细血管充盈；呼吸，包括呼吸频率和呼吸幅度；意识，采用格拉斯哥昏迷指数。每项 0～5 分，五项分值相加为创伤评分，一般认为≤12 分为重伤治疗的标准。

2.修订创伤评分（revised trauma score，RTS）

由于 TS 法中的毛细血管充盈和呼吸幅度观察误差较大，特别是夜间不易观察，1989 年提出了去除 TS 中的毛细血管充盈和呼吸幅度，形成修订创伤评分法。

3.急性生理与慢性健康状况评分（acute physiology and chronic health evaluation，APACHE）

APACHE 评分系统于 1981 年在美国华盛顿大学医学中心提出，用来评估疾病的严重程度，分为慢性健康评分和急性生理评分，急性生理评分测量的参数代表了人体的主要生理状况。经简化修改后，APACHE Ⅱ 于 1985 年问世，包括了三部分：12 个急性生理参数、年龄和慢性健康状况，APACHE Ⅲ 于 1991 年提出，最重要的修改就是其包含了 17 个变量，限制了同病状况的影响。

4.修订早期预警评分（modified early warning score，MEWS）

修订早期预警评分是 Subbe 于 2001 年提出的一种用于急诊或入院前病人病情评估和危险分层的新评分方法，主要通过对心率、收缩压、体温、意识、呼吸频率 5 项指标进行评分，每项评分为 0～3 分，MEWS 评分分数越高，患者病情越重，收住专科病房和 ICU 的概率越大。而 MEWS 评分 5 分是鉴别患者严重程度及收住 ICU 的最佳截断点。

（三）综合评价方法

1.创伤与损伤严重度评分（TRISS）

TRISS 主要由 ISS、RTS 和患者年龄组成。

2.创伤严重特征法（ASCOT 法）

ASCOT 与生存概率关系密切，强调头伤和昏迷对于预测死亡的重要性。

第二节　特殊人群的急救评估方法

一、儿童急救评估特点

婴幼儿由于年龄小、肠胃消化功能不成熟、对症状的表述不明显，易患疾病与成人有显著差别，患急性感染性疾病往往起病急、来势凶，易并发败血症。我国儿科急救医学在近几年来也取得了飞速的发展，常见神经系统急症、意外伤害、呼吸系统急症、消化系统急症等。评估婴幼儿时，应充分考虑到其在解剖结构、生理和心理等方面和成年人的不同，不能把他们看成是缩小了的成年人；可让其边玩玩具边接受检查；给予简单易懂的指令，疼痛部位放在最后检查。

（一）婴幼儿急救评估特点

1.生命体征（vital sign）

正常范围随年龄的变化而变化，低血压在休克后出现较晚，可能在循环血量降低到 50% 才出现，测量血压时应使用大小合适的袖带。测量脉搏以肱动脉或在心尖部测心率为宜。

2.人工气道（artificial airway）

新生儿需采用经鼻人工呼吸，建立人工气道，选用口径要足够小的经鼻插管，插管周围用软纸衬垫保护。

3.颈椎制动（C-spine fixation）

值得注意的是，婴幼儿的头部占身体比例较成年人大，故受损危险性更大，应注意颈椎制动。

4.呼吸支持 (breathing support)

给予呼吸支持应该考虑婴幼儿的特点，肋间肌发育不全、胸部薄、肺储备不足，需要较高的供氧量。

5.循环支持 (circulation support)

婴幼儿有较强的代偿能力，能在较长时间内维持心排血量；但心肌收缩力和顺应性较弱；循环血容量较成年人少。

6.体表温度 (skin temperature)

婴幼儿体温可迅速下降，对婴儿应特别注意头部保温。

(二) 儿童创伤评估系统

儿童的生理、症状、疾病发展过程有很大的差异，构建儿童专用评分量表显得尤为重要，国外最常见的评估量表有儿童死亡风险评估量表 (pediatric risk of mortality, PRISM)、儿童格拉斯哥昏迷评分、儿童创伤评分 (pediatric trauma score, PTS) 等，儿童危重病评分法是我国运用最广的评分法。

1.儿童死亡风险评估量表

Pollack 等于 1996 年建立并发表了 PRISM Ⅲ，由 17 个生理参数、26 个生理参数范围构成，与最初的 PRISM 相比，PRISM Ⅲ去掉了一些与评估病情和预后不够密切的指标，新增体温、pH、动脉血氧分压、血肌酐、血尿素氮、白细胞计数、血小板计数7项及酸中毒状态，对预后判断最重要的指标是低收缩压、神志改变、瞳孔反射异常，评分赋值较高，PRISM Ⅲ越高，病情越危重，死亡风险越大，生理指标范围依年龄分为新生儿、婴儿、儿童、青少年 4 组，PRISM Ⅲ经多中心大样本临床验证，评估病情和预后更准确。

2.儿童格拉斯哥昏迷评分

儿童格拉斯哥昏迷评分主要用于评价小于 4 岁的儿童神经功能状态，其中语言反应的评分标注与成人不同（表 1-1）。

3.儿童创伤评分

Tepas 于 1987 年提出，从 6 方面综合评定损伤程度，包括患儿体重、气道情况、收缩期血压、意识状态、创面及骨骼损伤程度（表1-2）。每项均分为 3 个等级，即＋2 分、＋1 分或－1 分，6 项得分相加即为 PTS 值，故其范围是－6～＋12 分，分值越低表示损伤越严重，预后越差。

表 1-1　儿童格拉斯哥昏迷评分表

评估项目	表现	得分
睁眼反应（E，eye opening）	自然睁眼	4
	呼唤睁眼	3
	有刺激或痛楚会睁眼	2
	对于刺激无反应	1
语言反应（V，verbal response）	微笑，声音定位，注视物体，互动	5
	对安慰异常反应，呻吟	4
	言语含糊	3
	无法安慰	2
	无言语反应	1
运动反应（M，motor response）	可按指令行动	6
	施以刺激时，可定位出疼痛位置	5
	对疼痛刺激有反应，肢体会回缩	4
	对疼痛刺激有反应，肢体会弯曲	3
	对疼痛刺激有反应，肢体会伸直	2
	无任何反应	1

表 1-2　儿童创伤评分表

评估项目	评估结果	评分
体重	＞20kg	＋2
	10～20kg	＋1
	＜10kg	－1
气道	通畅	＋2
	可维持	＋1
	不可维持	－1

评估项目	评估结果	评分
收缩压	＞90mmHg	＋2
	90～50mmHg	＋1
	＜50mmHg	－1
意识状态	清醒	＋2
	迟钝	＋1
	昏迷	－1
创面	无	＋2
	不严重	＋1
	中重度/刺伤	－1
骨骼	无损伤	＋2
	闭合性骨折	＋1
	开放性/多发骨折	－1

4.儿童危重病评分法

中华儿科学会急诊组及中华急诊医学会儿科组在 1994 年制定，准确反映患儿病情轻重，多次进行评分能动态评估患儿病情，有助于更准确地判断预后，危重或极危重急性病患儿经过数天治疗，若评分值未见提高，预示死亡风险增加。儿童危重病评分法结合了国外有关评分法和我国国情，采用生理学评分法，仅有 10 个生理学指标，简便易行，客观全面（表 1-3）。

表 1-3　儿童危重病评分法（不包括新生儿）

检查项目	测定值		分值
	年龄≤1 岁	年龄＞1 岁	
心率（次/分）	＜80 或＞180	＜60 或＞160	4
	80～100 或 160～180	60～80 或 140～160	6
	其余	其余	10
收缩压（mmHg）	＜55 或＞130	＜65 或＞150	4
	55～65 或 100～130	65～75 或 130～150	6
	其余	其余	10

检查项目	测定值		分值
	年龄≤1 岁	年龄＞1 岁	
PaO₂（mmHg）		＜50	4
		50～70	6
		其余	10
pH		＜7.25 或＞7.55	4
		7.25～7.30 或 7.50～7.55	6
		其余	10
Na⁺（mmol/L）		＜120 或＞160	4
		120～130 或 150～160	6
		其余	10
K⁺（mmol/L）		＜3.0 或＞6.5	4
		3.0～3.5 或 5.5～6.5	6
		其余	10
Cr（μmol/L）		＞159	4
		106～159	6
		其余	10
BUN（mmol/L）		＞14.3	4
		7.1～14.3	6
		其余	10
Hb（g/L）		＜60	4
		60～90	6
		其余	10
Glasgow 评分		＜8	4
		8～10	6
		其余	10

二、老年人急救评估特点

据 2010 年 11 月第六次全国人口普查数据，我国 65 岁及以上总人口为 1.19 亿人，占 8.87%，早已进入老龄化社会。老年人口众多给卫生医疗服务提出许多新的和更高的要求，老年人由于疾病多，且沟通状况不良，易发生多种急症，主要为呼吸系统、心血管系统、消化系统、神经系统急症。正确的处理是对于每一个主诉均应给予以检查，检查时要注意减少老年人的体能消耗，由于肾排泄功能下降，老年人容易发生药物中毒和不良反应。

（一）皮肤

皮肤脆弱，易发生溃疡，皮肤弹性降低可造成脱水的错觉，应该通过检查两侧脸颊确定是否有水肿。

（二）气道

气道适应性降低和抵抗力增加。

（三）颈椎

皮下脂肪丢失，骨质疏松，关节僵硬。

（四）呼吸系统

胸肌肌力减弱，肺顺应性减低，肺活量降低，胸廓前后径增大。

（五）循环系统

心排血量减少，血流减慢，动脉硬化。

（六）神经系统

脑血流减慢，功能性神经元丢失，脑萎缩，神经传导降低。

第三节　常用急救评估项目及内容

一、呼吸系统功能监测

（一）呼吸频率

正常成人的呼吸频率为 16～20 次/分，新生儿为 40～45 次/分，

1 岁以下儿童为 30～40 次/分，2～3 岁儿童为 25～30 次/分，4～7 岁儿童为 20～25 次/分，8～14 岁儿童为 18～20 次/分。正常成年男性和儿童的呼吸以膈肌运动为主，形成腹式呼吸，成年女性呼吸则以肋间肌运动为主，形成胸式呼吸。

（二）通气功能

潮气量，男性约为 7.8 mL/kg，女性约为 6.6 mL/kg，每分通气量为 5～7 L/min，正常生理无效腔和潮气量之比参照值为 0.28～0.36，若大于 0.6 提示通气功能损害严重，需要机械通气支持。用力肺活量（forced vital capacity，FVC）与体重的关系约为 30～70 mL/kg，若低于 10 mL/kg 表示通气功能不全，需要机械通气支持。

（三）呼吸动力监测

最大吸气压男女分别为 10.39 kPa ± 3.04 kPa 和 7.15 kPa±2.16 kPa，最大呼气压男女分别为 14.5 kPa±3.33 kPa 和 9.11 kPa±1.67 kPa。

二、循环系统功能监测

（一）心率

成人 60～100 次/分，新生儿 120～140 次/分，1 岁以内 110～130 次/分，2～3 岁以内 100～120 次/分，4～7 岁 80～100 次/分，8～14 岁 70～90 次/分。

（二）血压

成人收缩压为 90～140 mmHg，舒张压为 60～90 mmHg，新生儿收缩压 70～80 mmHg，1 岁 70～80 mmHg，2 岁以后收缩压 ＝年龄×2＋80 mmHg，收缩压的 2/3 为舒张压。

（三）中心静脉压（central venous pressure，CVP）

中心静脉压是上、下腔静脉进入右心房处的压力，通过上、下腔静脉或右心房内置管测得，它反映右心房压，是临床观察血流动力学的主要指标之一，它受右心泵血功能、循环血容量及体循环静脉系统血管紧张度三个因素影响。

CVP 正常值为 0.5～1.2 kPa（5～12 cmH$_2$O），小于0.25 kPa（2.5 cmH$_2$O）表示心腔充盈欠佳或血容量不足，大于 1.5～2 kPa（15～20 cmH$_2$O）提示右心功能不全。

（四）肺动脉楔压

肺动脉楔压（pul monary arterial wedge pressure，PAWP）正常值为 0.67～2.0 kPa（5～15 mmHg），心排量正常时，PAWP＜1.1 kPa提示血容量相对不足。

（五）血气分析

在海平面大气压呼吸空气时，动脉血氧分压（PaO$_2$）正常值为 10.66～13.33 kPa（80～100 mmHg），PaO$_2$＜10.67 kPa（80 mmHg）为轻度低氧血症，PaO$_2$＜8.1 kPa（60 mmHg）为中度低氧血症，PaO$_2$＜5.33 kPa（40 mmHg）为重度低氧血症。

三、肾功能监测

（一）尿量

正常成人 24 小时尿量在 1000～2000 mL 左右，大于 2500 mL 称为多尿，小于 400 mL 称为少尿，小于 100 mL 为无尿，是肾衰竭的诊断依据。

（二）尿色

正常尿色为淡黄色，透明。尿量少、高热，则色深；尿量多则色浅。如果饮水少，或食用了大量胡萝卜和核黄素、呋喃坦啶药物，尿液可呈现出深黄色或橙色，如果是服用了染料色素或亚甲蓝、水杨酸苯酯等药物，尿液可呈现蓝色；如果食用了甜菜或酚红、利福平等药物，尿液还可呈淡红色或红色。

肉眼血尿指肉眼能见到尿中有血色或血块，见于肾结核、肾肿瘤、泌尿系统结石、急性肾小球肾炎、肾盂肾炎及出血性疾病等。尿内含有血红蛋白为血红蛋白尿，轻者尿为浓茶色，重者为酱油色。离心尿沉渣每高倍视野白细胞超过 5 个为脓尿，静置后有白色云絮状沉淀，见于泌尿系感染。

（三）蛋白尿

正常人每日尿蛋白量为 40～80 mg，尿蛋白量<1.0 g/d 为轻度蛋白尿，1.0～3.5 g/d 为中度蛋白尿，大于 3.5 g/d 为重度蛋白尿。

（四）糖尿

正常人尿内存在微量葡萄糖，定性试验为阴性，如血糖过高，糖从肾滤出增加，超过肾小管重吸收能力（300 mg/min）可发生葡萄糖尿，定性尿糖检测为阳性。

（五）肾小球滤过率

血肌酐清除率（creatinine clearance rate，Ccr）成人正常值为 80～120 mL/min，正常肾小球滤过率（glomerular filtration rate，GFR）为 100 mL/min±20 mL/min。

（六）肾小管重吸收功能

尿量减少而尿钠≤20 mmol/L 时少尿多半为肾前性因素所致，尿量减少且尿钠浓度≥40 mmol/L 提示肾小管损害，重吸收功能障碍。

（七）肾浓缩与重吸收水能力

正常人 24 小时尿比重为 1.015～1.025，是判断肾功能最简便的方法。24 小时尿量为 1500 mL 时尿渗透压约为 400 mmol/（kg·H_2O），24 小时尿量为 2500 mL 时，尿渗透压为 300 mmol/（kg·H_2O）。

（八）血尿素氮与肌酐

血尿素氮（blood urea nitrogen，BUN）正常值为 2.9～7.5 mmol/L，血肌酐（serum creatinine）正常值为 32～106 μmol/L，尿/血肌酐（Ucr/Pcr）大于 40 多为肾前性少尿，小于 20 为肾性或肾后性衰竭。血尿素氮/血肌酐正常值为 10:1，当 BUN 大于 8.9 mmol/L 时可诊断为氮质血症。

四、神经系统功能评估

神经系统评估主要包括脑神经、运动神经、感觉神经、神经反射及自主神经检查。

（一）脑神经

1.嗅神经

检查时先检查患者鼻道是否通畅，然后测试嗅觉。嘱患者闭目，压住一侧鼻孔，选用生活中熟悉的 3 种不同气味的物品分别置于另一鼻孔前，要求患者辨别各物品的气味，了解其嗅觉是否正常，有无减退或消失。

2.视神经

主要通过视力、视野、眼底检查。

（1）视力（visual acuity）：检查患者远视力用远距离视力表，患者距视力表 5m 远，分别检查两眼，以看清"1.0"行视力标者为正常视力。

（2）视野：是指患者一侧眼睛向前平视时所能看到的最大范围。一般可用手试法粗略测定，患者与护士相对而坐，相隔大约 1m，检查左眼时，患者遮住右眼，护士遮住左眼，保持眼球不动，护士用手指自上、下、左、右 4 个方向从外周向中央移动，嘱患者发现手指立即示意，视野正常者应与护士同时看到手指。

（3）眼底：眼底检查需借助检眼镜方可进行，主要观察项目为视神经乳头、视网膜血管、黄斑区和视网膜各象限。

3.动眼神经、滑车神经、展神经

这三对神经支配眼球运动，检查眼球运动时，护士将示指置于病人眼前 30～40 cm 处，嘱病人头部固定，眼球随护士示指方向按左→左上→左下及右→右上→右下 6 个方向移动。

4.三叉神经

为混合性神经，感觉纤维分布于面部皮肤及眼、鼻、口腔黏膜；运动纤维主要支配咀嚼肌和颞肌。检查感觉功能时，用棉签至上而下、由内而外轻触前额、鼻部两侧及下颌，两侧对比并随时询问患者有无感觉消退、消失或过敏。

5.面神经

检查时先观察患者两侧额纹、眼裂、鼻唇沟、口角是否对称，然后嘱患者作皱眉、闭眼、露齿、鼓腮和吹口哨等动作，观察左右两侧是否对等。

6.听神经

粗略法为在安静环境中，嘱病人闭目静坐，用手指堵塞一侧耳道，护士持手表或以拇指与示指相互摩擦，自 1 m 外逐渐移近其耳部，直到听到声音为止，精测法是用规定频率的音叉或电测听器设备，进行一系列较精确的测试方法。

7.舌咽、迷走神经

先询问患者是否声音低哑、吞咽困难和饮水呛咳，然后嘱患者发"啊"音，观察两侧软腭上抬是否有力、对称。

8.副神经

观察胸锁乳突肌与斜方肌有无萎缩。

9.舌下神经

嘱患者伸舌，观察有无舌偏斜、舌肌萎缩或颤动。

（二）运动功能

运动功能分随意运动和不随意运动。

1.肌力

肌肉做主动运动时最大收缩力。肌力可分为 6 级。

（1）0 级：肌力完全丧失。

（2）1 级：仅见肌肉轻微收缩，无肢体运动。

（3）2 级：肢体可水平移动，但不能抬离床面。

（4）3 级：肢体能抬离床面，但不能拮抗阻力。

（5）4 级：能做拮抗阻力运动，但肌力有不同程度的减弱。

（6）5 级：正常肌力。

2.肌张力

肌张力是指静息状态下的肌肉紧张度。可通过触及肌肉的硬度及根据肌肉完全松弛时关节被动运动的阻力来判断。

3.去脑强直

表现为颈后伸，甚至角弓反张，四肢强直性伸展、内收和外旋，去脑强直于病情好转时可转化为去皮质强直，两侧肘关节在胸前屈曲，当中枢神经系统损害加重时，去皮质强直又可转化为去脑强直。

4.不随意运动

不随意运动或称不自主运动，为随意肌的某一部分、一块肌肉或某些肌群出现不自主收缩。是指患者意识清楚而不能自行控制的骨骼肌动作。

（1）震颤：震颤为躯体某部分虽不自主，但有节律性的抖动，常见有：①静止性震颤：静止时出现，运动时减轻或消失，常伴肌张力增高；②姿势性震颤：身体主动保持某种姿势出现，运动及休息时消失，震颤较静止性震颤细而快；③动作性震颤：动作时出现，动作终末越接近目的物体越明显。

（2）手足搐搦：发作时手足肌肉呈紧张性挛缩，在上肢表现为腕部屈曲、手指伸展、掌指关节屈曲、拇指内收靠近掌心并与小指相对。在下肢表现为踝关节与趾关节皆呈屈曲状。

（3）舞蹈样运动：面部肌肉及肢体快速、不规则、无目的、不对称的不自主运动，表现为"做鬼脸"。

5.共济运动

共济运动是指机体完成任一动作时所依赖的某组肌群协调一致的运动，这种同步、平衡、协调主要依靠小脑的功能，前庭神经、视神经、深感觉及锥体外系均参与作用。

（1）指鼻试验：嘱患者将前臂外旋、伸直，用示指接触自己的鼻尖，先慢后快，先睁眼后闭眼，重复做上述动作，正常人动作准确，共济失调者指鼻动作经常失误。

（2）指指试验：嘱患者伸直示指、屈肘，然后伸直前臂以示指触碰对面护士的示指，先睁眼后闭眼。

（3）轮替试验：嘱患者伸直手掌并反复做快速旋前、旋后动作。

（4）跟—膝—胫试验：嘱患者仰卧，先抬起一侧下肢，然后将足跟置于另一侧膝部下端，并沿胫骨徐徐滑下至足背。

（5）罗姆伯格试验（Romberg test）：又称闭目难立征，嘱患者直立，两臂前伸，双足并拢，然后闭目，如出现身体摇晃或倾斜为阳性。

（三）感觉功能

1.浅感觉

浅感觉包括痛觉、温度觉、触觉。

2.深感觉

深感觉包括关节觉、震动觉。

3.复合感觉

复合感觉包括皮肤定位觉、两点辨别觉、体表图形觉。

（四）神经反射

1.浅反射

刺激皮肤或黏膜引起的反应。

（1）角膜反射：将一手示指置于患者眼前约 30 cm 处，引导其向内上方注视，另一手用棉签纤维由患者眼外侧从视野外向内接近并轻触患者角膜，正常可见该眼睑迅速闭合，称为直接角膜反射，如刺激一侧角膜，对侧也出现眼睑闭合反应，称为间接角膜反射。

（2）腹壁反射：嘱患者仰卧，下肢稍屈，使腹壁放松，然后用棉签杆按上、中、下三个部位由外向内轻划腹壁皮肤，正常时再受刺激的部位可见腹壁肌肉收缩。

（3）提睾反射：嘱男患者仰卧，用棉签杆由下向上轻划股内侧上方皮肤，可引起同侧提睾肌收缩，使睾丸上提。

2.深反射

刺激骨膜、肌腱引起的反射称为深反射。

（1）肱二头肌反射：护士以左手托住患者屈曲的肘部，并将拇指置于肱二头肌肌腱上，然后用叩诊锤叩击拇指。

（2）肱三头肌反射：护士用左手托住患者的肘部，嘱患者肘部屈曲，然后以叩诊锤直接叩击尺骨鹰嘴上方的肱三头肌肌腱，正常反应为肱三头肌收缩，前臂稍伸展。

（3）膝腱反射：坐位检测时，小腿完全松弛，自然下垂；卧位时，护士用左手在腘窝处托起两下肢，使髋、膝关节稍屈，然后用右手持叩诊锤叩击髌骨下方的股四头肌肌腱，正常反应为小腿伸展。

（4）跟腱反射：嘱患者仰卧，髋和膝关节稍屈曲，下肢取外旋外展位，护士用左手托住患者足掌，使足部呈过伸位，然后以叩诊锤叩击跟腱。正常反应为腓肠肌收缩，足向跖面屈曲，如果为不能测出，可嘱患者跪于椅面上，双足自然下垂，然后轻叩跟腱，反应同前。

3.病理反射

当锥体束病损以及在休克、昏迷、麻醉时，大脑失去了对脑干和脊髓的抑制作用，而出现的异常反射，称为病理反射，也称锥体束征。

（1）Babinski 征：患者仰卧，髋及膝关节伸直，护士手持患者踝部，用棉签沿患者足底外侧缘，由后向前划至小趾跟部再转向内侧，阳性反应为拇指背伸，其余四趾呈扇形展开，见于锥体束损害。

（2）Oppenheim 征：护士用拇指和示指从膝关节下起，沿患者胫骨前缘用力由上向下滑压，直到踝关节上方，阳性表现同Babinski 征。

4.脑膜刺激征

是脑膜病变所引起的一系列症状，其判定方法分为以下三类：

（1）颈项强直（neck rigidity）：嘱患者仰卧，以手托扶患者枕部作被动屈颈动作以测试颈肌抵抗力，若抵抗力增强则为颈项强直。

（2）Kernig 征：嘱患者仰卧，先将一侧髋关节屈成直角并保持不变，再用手使患者小腿尽量上抬伸膝，正常膝关节可伸达135°以上，阳性表现伸膝受限并伴有疼痛与屈肌痉挛。

（3）Brudzinski 征：嘱患者仰卧，下肢自然伸直，护士一手置于病人胸前以维持胸部位置不变，另一手托其枕部使头部前屈，如出现双侧膝关节和髋关节同时屈曲，则为阳性。

（五）自主神经功能

自主神经分为交感神经与副交感神经，其主要功能是调整内脏、血管、竖毛肌、腺体等的活动。

1.一般观察

皮肤及黏膜是反映自主神经功能的重要部位，应注意有无色泽改变，是否有水肿、溃疡，有无全身或局部出汗过多、过少、无汗。

2.自主神经反射

自主神经系统由交感神经系统和副交感神经系统两部分组成。

（1）眼心反射：嘱病人仰卧，眼睑自然闭合，计数脉率，护士将右手中指及示指置于病人眼球的两侧，逐渐施加压力，以病人不感到疼痛为度，加压 20～30 秒再次计数脉率，正常可减少 10～12 次/分，超过 12 次/分提示副交感神经功能亢进，压迫后脉率不减少反而增加，提示交感神经功能亢进。

（2）皮肤划纹试验：用棉签杆加适度的压力在皮肤上划压（注意勿划伤皮肤），数秒后皮肤会出现白色划痕并高出皮面，正常持续1～5分钟即消失。

第四节 护理程序在急救护理中的应用

护理主要功能就是帮助服务对象处理对健康问题的反应，满足服务对象的需求，随着卫生保健体制的改革及医学科学技术的发展，在护理临床实践中应用护理程序是必不可少的。护理程序的内容包括护理评估、护理诊断、护理计划、护理措施、护理评价五个步骤。急救状况下，护理人员要结合急救护理工作的特点，恰当使用护理程序。

一、识别有关资料

评估过程中，护士必须识别不同来源的资料，排除无关资料，主观资料多为病人的主观感觉，护士通过病人的主诉或从其家属处获得，从而迅速了解病人对疾病的感受及其心理状态、行为反应等。客观资料通过分诊护士对病人的观察及进行体格检查或医疗仪器检查获得，重点是应用望、触、叩、听的检查方法进行全身或局部体检，如：通过病人来诊时的方式、步态、精神状况、面色、皮肤黏膜及生命体征可判断疾病的轻重缓急，急诊分诊护士是护理评估的主要实施者，对病情做简单迅速的评估是急诊分诊护士的主要任务。

二、形成正确的护理诊断

评估时，收集的资料必须支持护理诊断，护理对象提供的主观资料和客观资料有冲突时，护士应通过其他途径获取资料，形成正确的护理诊断。为避免资料收集过早或过于仓促结束，避免形成不正确的护理诊断，护士必须列出所有可能的护理诊断，排除无效的护理诊断，确认有效的护理诊断。急诊护理诊断中应该注重现存的和危险性护理诊断，对于威胁患者生命安全的护理诊断应该是首先干预的项目。

三、制订合理、个性化的护理计划

将所作出的护理诊断按照轻、重、缓、急确定先后顺序，确定首优问题、中优问题、次优问题。对于首优问题，即威胁患者生命的问题，比如气体交换受损、心输出量减少等是需要立即解决的问题。急诊环境中，护理计划的制订需充分考虑可操作性，通过与急诊医技人员的配合能够达到切实可行的效果，鼓励护理对象及其家属参加护理计划的制订过程，有助于更好的理解护理计划的意义和功能，更好地接受与配合护理活动，获得最佳的护理效果。护理对象存在个性化差异，制定护理计划必须考虑每个护理对象的具体情况，针对每个护理对象采取不同的护理措施，提供个性化护理。

四、护理措施要及时、有针对性

理论上讲，护理措施是在护理计划制定以后，但是面对急救护理的特殊情境，特别是危重患者抢救过程中，实施通常先于计划之前，此时护士往往根据初步护理计划，立即采取护理措施，事后再书写完整的护理计划。急诊护理人员应将护理计划内的护理措施进行分配和实施，对于抢救性的措施要立即执行，护理记录应在实施以后进行准确记录。护理记录不仅便于其他医护人员了解护理对象的健康问题及其进展情况，而且能为处理医疗纠纷提供依据。

五、护理评价持续进行

通过评价护理目标是否达到，护士能够确定哪些护理措施是有效的，哪些护理措施需要进一步修订，通过不断的评价护理过程可以帮助护士满足服务对象的需求。

临床急救技术

第一节 紧急开放气道

畅通呼吸道的方法主要有手法开放气道、咽插管、气管插管术、气管切开术和环甲膜穿刺术等，临床上可根据病情和条件选择合适的技术应用。

一、手法开放气道

（一）开放气道的手法

患者意识丧失（loss of consciousness，LOC）并且无呼吸时，应紧急采用开放气道（open air way）的"三步手法"，即头后仰—托下颌—开口。头后仰可使约 25% 的患者气道开放，若再使下颌前移，并使口腔适当张开，则可进一步使阻塞的气道开放。

1.头后仰

首先将患者置于去枕仰卧位，头不可高于胸部，与躯干呈水平位，解开衣领，松开裤带，双上肢放置于身体两侧。急救者立于患者右侧，一手小鱼际侧置于患者前额用力向后压，使其头部后仰。

2.托下颌

急救者的另一手的示指和中指置于其靠近颏部的下颌骨的下方，托起患者下颌，将颏部向前抬起，使下颌尖、耳垂的连线与地面垂直（即仰面—举颏法）。下颏前移可使其前颈部结构伸展，从而抬举舌根，并使之离开被压迫的咽喉后壁。

3.开口

急救者立于患者头顶侧，两肘置于患者背部同一水平面上，双手的 2～5 指自耳垂前将患者下颌骨的升支用力先使下颌向前移，然后向上托起（即托下颌法），使下颌的牙齿移至上颌牙齿的前方，并以两拇指使下唇下拉，使口腔通畅，这样能有效地抬举舌根组织，解除气道的机械性梗阻。

（二）开放气道的方法

1.仰面－抬颈法

患者去枕平卧，急救者位于患者一侧，一手以小鱼际侧置于患者前额并用力向后推，另一手从其颈部下方伸入并托住颈后部，使患者头部向后仰，颈部向上抬起。此法禁用于头、颈椎损伤的患者（图 2-1）。

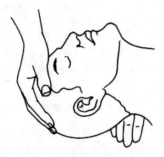

图 2-1　仰面－抬颈法

2.仰面－举颏法

此法是临床最常使用的手法，如患者无颈椎损伤，可首选此法，而且便于之后做口对口人工呼吸。患者去枕仰卧位，急救者位于患者一侧，一手置患者前额向后加压，使其头部后仰，另一手的（除拇指外）4 个手指置于靠近颏部的下颌骨的下方，将颏部上举抬起，使牙关紧闭（图 2-2）。

3.托下颌法

急救者位于患者头顶侧，两肘置于患者背部同一水平面上，用双手抓住患者两侧下颌角向上牵拉，使下颏向前、头后仰，同时两拇指可将下唇下拉，使口腔通畅。急救时，单纯托下颌并使头略微后仰是颈椎损伤患者开放气道的良好手法，可以避免加重

27

脊髓损伤，但不便于口对口人工呼吸（图2-3）。

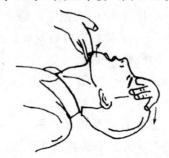

图 2-2　仰面－举颏法

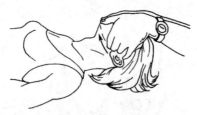

图 2-3　托下颌法

（三）护理要点

1.严格掌握适应证

进行"三步手法"操作时，当使患者头后仰，张口托起下颌还不能解除气道梗阻时，应考虑上呼吸道有异物存在，此时需及时使者张口，并用手法或吸引器清除异物，如果患者仍有反应或正处于抽搐时，则不可使用手指清除异物。

2.颈椎损伤

对疑有颈椎损伤的患者，可先用托下颌法，若仍未成功开放气道，再使用仰面－举颏法，因为过度头后仰也会加重脊髓损伤。绝对禁忌头部前屈或旋转，整体搬动或翻转时保持患者头、颈和躯干在同一轴线上，防止颈部扭曲，进一步加重颈椎损伤。

3.方法正确

仰面－举颏法时，注意勿压迫颈前部的颏下软组织，以免压迫气管。托下颌时，急救者的第2～5指应着力于患者下颌角的升支，不要握住下颌角的水平支，否则反会使口关闭，影响开放气道，还应防止用力过度，以免引起下颌关节脱位。

4.有效指征

若患者呼吸道异物解除并恢复自主呼吸，这时将气流通畅，鼾声消失。对呼吸停止的患者，下颌托起后，就能有效地开放气道施行口对口或面罩加压人工呼吸。

二、咽插管术

施行手法开放气道虽能有效地使气道开放，但急救者常难以坚持长时间的持续操作。为此，临床上常借助于口咽或鼻咽通气导管进行咽插管，以抵住舌根和舌体，使其前移，离开被压迫的咽后壁，从而解除梗阻，能较方便而持久地维持呼吸道通畅。

（一）鼻咽导管

鼻咽导管是柔软的橡胶或塑料制品，也可用质地柔软、粗细合适的短气管导管代替。临床使用前在导管表面涂以润滑剂，取与腭板平行的方向插入，直至感到越过鼻咽腔的转角处，再向前推进至气流最通畅处，并用胶布固定。

鼻咽导管的优点是可以在患者牙关紧闭或下颌强硬时插入咽腔，患者可长时间带管达2个月。患者在临界昏迷状态时也易于耐受鼻咽导管。鼻咽导管易引起鼻咽组织损伤和鼻出血，插管时动作要正确，轻柔，切忌粗暴操作。必要时，插管前可先用麻黄碱液滴鼻，能收缩鼻腔黏膜血管，减少鼻出血。鼻咽导管较细，吸痰困难，应注意导管的选择和充分润滑。

（二）口咽导管

口咽通气导管容易插入，简便、迅速和损伤小，急诊插管选用较多，并能提供较为宽阔的气道，广为临床应用。患者牙关紧闭和开口困难不宜使用，且保留时间不能太长，一般不超过72小时。若导管选择不当或操作有误，导管头可将舌背推至咽腔而加重气道阻塞。插口咽通气导管时也应注意避免损坏牙齿，有义齿应取下，不要将两唇夹于导管和门齿之间，以免损伤造成出血。

插口咽导管时先使患者张口，然后将湿润的导管送入口内，沿舌上方反向（导管的凸面朝向患者下颌）下插。当导管插入全长的 1/2 时，将导管旋转 180°（即为正向），并向前继续推进至合适位置。也可用一压舌板下压舌体，然后再将导管沿其上方滑入咽腔。确认口咽导管位置适宜，气流通畅后，用胶布将其妥善固定。

（三）S 形口咽吹气管

S 形口咽吹气管又称急救口咽吹气管和"S"形导管，是一种口对口通气导管。这种导管两端开口相反，由口咽导气管、口盖及口外通气导管三部分组成。其使用如同放置普通口咽导管的方法，将口咽导气管的弯壁凹向上（即反向），从口唇间侧插入。当自导气管的顶端抵达软腭后方时，将口咽导气管翻转 180°（即为正向）。操作者可以一手捏鼻，另一手捏闭口唇周围，以防漏气；或以双手拇指的鱼际隆起部夹闭鼻孔，双手拇指尖及示指封闭口周，其余各指托下颌骨的上行支，向导管口外通气导管吹气，进行口对口人工呼吸。

（四）护理要点

1.严格掌握适应证

咽插管仅可用于昏迷患者，气道反射完好者，强行插入鼻咽或口咽通气导管容易诱发喉痉挛或恶心、呕吐和呛咳。

2.体位

咽插管时也需使头后仰，否则当头颈部松弛时，导管末端可部分退缩，舌根部组织仍能后移压于管端和喉开口之间，而起不到开放气道的作用。

3.导管选择

选用刺激性小和大小合适的通气导管，妥善固定，防止导管滑出或扭曲。插口咽导管时，导管选择不当或操作有误，导管头可将舌背推至咽腔而加重气道阻塞。

三、气管插管术

气管插管是将一特制的气管导管，经口腔或鼻腔从声门置入气管的急救和麻醉技术，是快速建立通畅稳定的人工气道，进行有效通气的最佳方法之一，是所有急救措施的首要步骤。其作用有：①开放气道，确保了控制通气的进行和潮气量的给入，即完成了气管开放和通气两个最关键的步骤；②减少无效无效腔和降低呼吸道阻力，保证肺通气和肺换气，使患者获得最佳肺泡通气和供氧；③提供了呼吸道雾化、气管内给药和加压给氧的途径；④有利于直接进行气管内吸引，减少胃内容物、唾液、血液及呼吸道分泌物等误吸的可能；⑤可与简易呼吸囊、麻醉机或人工呼吸机相连接进行机械辅助呼吸，便于呼吸道管理；⑥使胸外按压能不间断地进行。因此每个从事急救工作的医护人员均应熟练地掌握此项技术，有条件时应尽早作气管插管，而每个担负急救任务的单位和场所，如救护站、急诊室、ICU、麻醉科、各种病房及院外的各种现场急救等，均应备好气管内插管的设备，以备急用。

（一）适应证

1.心搏骤停

患者自主呼吸和心跳突然停止，无法有效使用简易呼吸囊，需紧急建立人工气道进行心肺脑复苏者。

2.呼吸衰竭

严重呼吸衰竭和急性呼吸窘迫综合征（acute respiratory distress syndrome，ARDS），不能满足机体通气和氧供的需要而需人工加压给氧和机械辅助通气者。

3.上呼吸道阻塞

患者昏迷，神志不清，不能自主清除上呼吸道分泌物，胃内容物反流，或气道出血，随时有误吸可能者，需经气管内吸引者。

4.上呼吸道损伤

存在上呼吸道损伤、狭窄、阻塞和气管食管瘘等，影响正常通气者。

5.手术需要

手术时建立人气道进行全身气管内麻醉或静脉复合麻醉的各种手术患者。颌面部和颈部等部位大手术，呼吸道难以保持通畅者。

6.其他

新生儿严重窒息的复苏。婴幼儿气管切开前需行气管插管定位者。

（二）禁忌证

1.咽喉部急性症状和疾病

如急性喉炎、喉头水肿、喉头黏膜下血肿、脓肿、插管创伤引起的严重出血及咽喉部肿瘤、烧灼伤或异物残留者，此类患者在面罩给氧下，应行气管切开较安全。

2.主动脉瘤

胸主动脉瘤压迫或侵蚀气管壁者，插管可导致主动脉瘤破裂。

3.下呼吸道梗阻

下呼吸道分泌物潴留所致呼吸困难，分泌物难以从插管内清除，应作气管切开。

4.其他

颈椎骨折和脱位者。具有严重出血倾向者。

（三）操作程序

1.评估患者

对患者进行细致、全面、综合的评估。

（1）全身情况：评估患者年龄、病情和麻醉药物过敏史，特别注意呼吸频率和节律。

（2）局部情况：评估患者有无松动的牙齿和活动性义齿，口、鼻腔黏膜有无溃疡和破损，呼吸道有无异常，颈部的活动度。

（3）心理状态：清醒的患者行气管插管时，评估患者有无紧张和恐惧等心理反应及对气管内插管的态度。

（4）健康知识：清醒的患者行气管插管时，评估患者对疾病及气管内插管的相关知识的了解情况和合作程度。

2.操作准备

（1）操作者准备：衣帽整洁，洗手，戴口罩。熟悉呼吸道的生理解剖结构及气管内插管的操作方法。

（2）患者准备：患者及家属了解气管插管的目的、方法、注意事项、配合要点及并发症，以消除不必要的顾虑。签订气管插管的知情同意书，愿意接受和配合。取下义齿，建立静脉通道，在有条件的情况下连接监护仪，以便随时观察病情。

（3）用物准备：喉镜、气管导管、导管芯、导管润滑剂、听诊器、牙垫、开口器、导管固定带或胶布、吸引器、吸痰用物、简易呼吸囊、呼吸机、10 mL 注射器、插管弯钳、局麻药、咽部麻醉喷雾器、吸氧和通气设备。急救药物，必要时准备护目镜，防护围裙。

1）喉镜：分为直接和间接两种，目前常用的是间接喉镜。间接喉镜由手柄和镜片两部分组成。其镜片一般有直形和弯形两种。临床大多使用的是弯形镜片，在气管内插管伸入口腔咽喉部进行暴露声门时，不必挑起会厌，对咽喉组织刺激小，从而减少对迷走神经的刺激，操作方便，易于显露声门和便于气管插管，广为临床应用；但在婴幼儿，会厌长而大或会厌过于宽而短的成人，使用直形喉镜片则便于直接挑起会厌而暴露声门，在少数用弯喉镜片难以显露声门的病例常可显示其优点。若声门无法充分的暴露，易导致插管失败或出现较多并发症（图 2-4）。

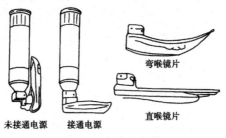

未接通电源　　接通电源　　　　直喉镜片　　弯喉镜片

图 2-4　临床用喉镜

使用前，旋开喉镜手柄底座，装入两节 2 号电池，旋紧底座，左手持手柄，右手拿起镜片，将镜片的卡槽卡在手柄的卡槽上时，结合后的喉镜呈折叠状态。检查光源，左手拿起喉镜，右手持镜片使其外展 90°，呈备用状态，此时镜片上的聚光灯泡会发光（如灯泡不亮，予以检查和更换），检查完毕后仍使喉镜处于折叠的备用状态。在急诊插管盒内，应备齐大、中、小号的直、弯喉镜片以及各型光纤喉镜等，以供不同病例选用。

2）气管导管：插管时应备齐各种型号的专用气管导管，供婴幼儿、儿童和成年人选用，患者选用的型号取决于气管内径的大小（表 2-1）。一般 6 岁以下儿童选用无套囊气管导管，以免导管内径过小而增加通气阻力。大龄儿童和成年患者均宜使用带套囊的导管。实践证明，橡胶导管虽耐用，但对喉和气管刺激性大，比较僵硬，易产生局部组织损伤和近、远期并发症，现在临床上已较少使用；硅胶氯乙烯导管质地坚韧有弹性，易弯曲但不易压缩、折断，目前一次性的气管导管已在临床推广使用。

表 2-1　各年龄段使用的气管导管型号

年龄	型号（导管的内径数值）/mm	经口腔插管深度（距门齿的距离）/cm
未成熟儿	2.5	8
新生儿	3.0	9
6 个月	3.5	10
1 岁	4.0～4.5	12
2 岁	4.5	13
4 岁	5.0	14
6 岁	5.5	15～16
8 岁	6.0	16～17
10 岁	6.5	17～18
12 岁	7.0	18～20
成年女性	7.0～7.5	22
成年男性	7.5～8.0	22～24

导管上有长度（cm）标志，成人经口腔插管深度（距门齿）一般为 $20\sim26$ cm，经鼻插管深度（距外鼻孔）一般比经口插管长 $2\sim3$ cm。

导管型号 5.5 以上的一般前端都带有气囊。套囊充气后能有效阻止漏气和口咽腔分泌物流至下呼吸道，而且也可以减少导管对气管黏膜的直接摩擦损伤。目前临床已开始采用大容量低压气管导管套囊，因原有高压型套囊更易对气管黏膜的血循环造成障碍，导致局部缺血和坏死等并发症。套囊内压保持在 $0.245\sim0.345$ kPa（$25\sim35$ mmH_2O），小于 0.245 kPa（25 mmH_2O）不能起到防止误吸的作用，大于 0.417 kPa（45 mmH_2O）则易导致管壁黏膜缺血。使用前需检查导管气囊，并对套囊做充气和放气实验，向内注气 5 mL 左右至气囊膨胀，若此时导管位于气囊中间即可。

3）导管管芯：导管芯为细金属条，长度适当，以插入导管后其远端距离导管开口 0.5 cm 为宜，可使软质的气管导管弯成所期望的弧度，一般情况下可以不用。但在某些少见病例，例如短颈、声门的解剖位置偏前或张口受限而无法明视声门的患者，可将导管芯插入导管内，并将前段弯成"鱼钩"状，经试探后将导管顺利送入声门，以提高插管的成功率。此外，在已置入气管导管的患者需插胃管时，也常借助于插管钳和咽喉镜操作。

（4）环境准备：室内温度和湿度适宜，环境安静、整洁，光线充足。

3.操作步骤

（1）经口明视气管插管术：是临床应用最确切、最常用和最广泛的一种气管内插管方法，通常在行紧急气管内插管时，经口插管是首选方法（表 2-2）。其操作成功的关键在于使用喉镜暴露声门。对于心搏、呼吸骤停后深昏迷的急诊患者，只要条件具备应立即行此方法气管内插管，但不易被清醒患者接受，且躁动者可能咬闭导管，引起窒息、口腔内出血、喉部骨折、声门或会厌水肿的患者也不宜使用此法。通常于直视下使用喉镜进行经口气管插管。准备和检查插管所需的设备，选择合适的气管内导管并准备相邻规格的导管各一根，如估计声门暴露有困难者，可在导管内插入导管芯，并将导管前端弯成鱼钩状。

表 2-2　经口与经鼻气管内插管优缺点的比较

	经口插管	经鼻插管
优点	易于插入，适用于急救和手术麻醉时使用，管腔大，便于吸痰，气道阻力大	不通过咽后部三角区，不刺激吞咽反射，患者易于接受，可在清醒状态下进行，留置时间较长，一般 7～14 天，最多可达 2 个月，易于固定，不易脱出，便于口腔护理
缺点	容易移位和脱出，不易耐受，不易长时间使用，一般留置 3～7 天不便于口腔护理，可以起牙龈和口腔出血	管腔较小，吸痰不方便，不宜迅速插入，不宜用于急救，易发生鼻出血和鼻骨折，可并发鼻窦炎和中耳炎等

1）麻醉：清醒患者可在适量镇静及催眠药的状态下，施行完善的表面麻醉后插管；也可在全麻药和肌肉松弛药的快速诱导下使患者神志消失、呼吸道松弛，插管较容易，无痛苦，但失去了维持气道的张力，有发生误吸的可能。

2）吸氧：插管前患者用带密封面罩的简易呼吸囊，加压给氧或吸 100％的纯氧至少 3 分钟，因为氧进入肺泡置换出氮气，使肺的功能残气量中储备过多的氧气，可提高氧分压，防止插管过程缺氧，导致呼吸和心搏骤停。

3）患者体位：患者取仰卧位，枕部垫枕，抬高头部 8～10 cm，头伸展后仰，颈部弯曲，使口、咽、喉三轴线尽量重叠呈一直线，以充分显露声门。以左手持喉镜沿右侧口角置入口腔将舌体推向左侧，并沿正中线缓慢轻柔通过悬雍垂，至舌根见会厌。如用弯喉镜片，则直接用喉镜片挑起会厌暴露声门。

4）操作者站位：操作术者立于患者的头顶部，如抢救患者，应拉开床头。

5）开口：右手拇指和示指分开患者的上下唇（或以右手示指和中指将下颌托起，用拇指自右侧口角将口腔分开固定），示指抵住上门齿，以两手为开口器，使嘴张开。

6）喉镜置入：打开喉镜，左手持喉镜手柄，左手将带照明的喉镜呈直角自口角右侧舌面插入，将舌体推向左侧，并缓缓向下推进，见到腭垂（此为暴露声门的第 1 个标志）后，镜片移向中线，顺舌背的弯度再稍前进，看到会厌的边缘（此为暴露声门的第 2 个标志）。

7）暴露声门：看到会厌后，如用直喉镜可直接显露声门。如用弯喉镜，必须将镜片深入至会厌与舌根交界深处，左手慢慢向前向上用力，一般上提 45°，才能使会厌翘起，即可暴露声门裂。通过上提喉镜，可看到声门呈白色，透过声门可见呈暗黑色的气管通道，其下方是食管黏膜，呈鲜红色并关闭。

8）插入导管：右手持已润滑过消毒凡士林的气管导管从右侧送入口咽部，尖端斜口段对准声门裂。紧贴喉镜的镜叶，在患者的吸气末（声门打开时），将导管轻轻插入，在将导管插深 1 cm 或导管气囊过声门后，先拔出导管芯，再将导管沿弧形弯度旋转继续进入气管并缓慢送至预定的深度，边插入边观察导管上的刻度（详见表 2-1）。成人插入声门下 4~5 cm，小儿 2~3 cm 后，在气管导管旁，立即放置牙垫或口咽通气管，以防患者咬导管或气道阻塞，此时喉镜即可退出。注意并记录在门齿上的导管标记的厘米数，使急救者了解导管插入的深度，防止插入过深进入气管分支。

9）判断导管位置：检查证实导管在气管内，而非在食管内。如患者呼吸已停止，可用嘴对着导管吹入空气或用简易呼吸囊挤压，观察双侧胸廓对称起伏，同时用听诊器先听诊胃部，如有气过水声，说明导管误入食道，应立即退出，进行预充氧（用简易呼吸囊连接 100％氧通气 30 秒）后再次插管；再听诊双肺，有清晰的肺泡呼吸音并且双侧肺部呼吸音对称、相等，说明气管导管位置适当；若一侧呼吸音强，而另一侧呼吸音减弱或消失，说明插入过深，应拔出导管少许，再次听诊确认，直至两侧呼吸音对称。如使用心电监护仪时，显示氧饱和度数值良好，也有助于判定导管的位置。

10）妥善固定：导管插入并确定无误后方可固定。放入牙垫，退出镜片，折叠后放入器械盘内，摆正患者体位，将胶布剪成"工"字形，两条横臂的一条将气管导管和牙垫固定一起，另一条黏在上唇和两颊部。

11）囊套充气：一般用注射器给气囊充气约 3～5 mL 左右，压力大小可以通过挤压注气导管尾端的小气囊判断，使气囊恰好封闭气道为准。

12）吸痰：将吸痰管插入气管导管内，清除呼吸道内分泌物。

13）连接辅助呼吸：插管成功后，将呼吸机和气管导管连接，给予机械通气，进一步呼吸支持。

14）证实插管位置：患者的通气和供氧得到保障后，通知放射科进行床边拍摄 X 线胸片，确定插管位置是否在隆突上 1～2 cm。

15）健康指导：协助患者取舒适体位，整理床单位，告知患者和家属气管内插管后的注意事项。

16）用物处理：洗手，整理用物，操作完毕，一次性的导管芯和注射器直接放入医疗垃圾袋中，注射器的针头则放在锐器箱中集中处理，清洁消毒物品后归原处。

（2）经鼻气管插管术：对于张口困难、下颌活动受限、颈部损伤、头不能后仰或口腔内损伤，经口插管难于耐受等情况，可选用经鼻气管插管。此外，由于经鼻气管插管的患者对导管的耐受性强，感觉也较为舒适，较容易进行口腔护理，所以经鼻气管插管也适用于需长时间保留导管的患者。但其操作技术要求较高，插管难度大且费时，易损伤鼻腔黏膜，不适于紧急心肺复苏时进行，所用的气管导管较细会增加气道阻力，同时也不利于呼吸道分泌物的清除。经鼻气管插管分为盲探插管、明视插管和纤维支气管镜辅助插管 3 种方式。①患者体位同前，在插管过程中需根据呼出气流的强弱来判断导管前进的方向及是否进入气管，危重患者有呼吸时方可选用此法。②插管前先检查并选择一个畅通的鼻孔，最好是右侧。向患者（尤其是清醒者）的鼻孔内滴或喷入少量血管收缩药如麻黄碱和去氧肾上腺素，使鼻腔黏膜的血管收缩，以扩大鼻腔气道，减少插管出血；施行咽、喉及气管表面麻醉可减轻插管过程的不适，清醒患者可滴入适量局部麻醉药（如1‰丁卡因）。③选一根大小和曲度合适、质地柔软不带套囊的导管，充分润滑导管头端，也可从插管侧鼻孔滴入少量液状石蜡，从外鼻孔插入鼻腔。取与腭板平行，最好是导管的斜面对向鼻中隔，在枕部稍抬高并使头中度后仰的体位下，使导管沿下鼻道经鼻底部，出鼻后孔轻推导管越过鼻咽角至咽腔。

1）经鼻明视插管术。喉镜能全部进入口腔者可采用此方法。当导管通过鼻腔后，如患者可张口，则可借助于左手持喉镜暴露声门，右手继续推进导管，也可用插管钳或插管钩，持导管前端或将导管头部引至正确部位后插入声门。其余步骤同经口气管内插管。

2）经鼻盲探插管术。此插管法的禁忌证包括：①紧急心肺复苏时，呼吸停止；②严重鼻部或颌面部骨折；③凝血功能障碍；④鼻或鼻咽部梗阻，如鼻息肉、鼻中隔偏曲、囊肿、脓肿、过敏性鼻炎、异物和血肿等；⑤颅底骨折。此法患者必须有自主呼吸，因为在插管过程中，需要靠边前进边倾听呼出气流的强弱来判断导管前进的方向。插管中，用左手调整头位，右手调整导管口的位置，可捻转导管使其尖端左右转向，或可伸屈头部使导管头前后移位，或将头部适当左、右侧，都可改变导管前进方向，寻找呼出气流最强的位置。当患者呼气时，用左手托住其枕部将头稍稍抬起前屈，以便在导管内听到最清晰的管状呼吸音，并趁呼气末（声门打开）时将导管向前推进至气管。若感到推进阻力减小，听到管内呼出的气流更加明显，有时患者有咳嗽反射，或接上麻醉机可见呼吸囊随着患者呼吸运动而张缩，则表明导管已进入声门。其余步骤同经口气管内插管（见表2-2）。

（四）护理要点

1.准备充分

气管内插管要做好充分的准备工作，防止各种意外情况的发生。在临床实际工作中，操作者除了选择预备使用的一根气管导管外，还要准备较此导管大1号和小1号的气管导管各一支，以便随时更换使用。

2.并发症的预防

(1)损伤：常见有口唇、舌、鼻咽黏膜、咽后壁、声带的损伤、出血、牙齿松动或脱落以及喉头水肿。操作者要技术熟练，动作轻柔，操作时迅速准确。用力不当或过猛，还可引起颞下颌关节脱位。应将喉镜着力点始终放在喉镜片的顶端，初学插管者常见的失误是用喉镜冲撞上门齿，并以此作为支点旋转喉镜来暴露声门，从而导致牙齿的损伤，必要时上门齿处可垫一块方纱布。插管困难时不应强行插入，可改用小一号的导管。固定时，咬口胶或牙垫应置于上、下臼齿之间，不能置于上、下门齿之间，以免固定不牢且易引起牙齿松脱。

(2)误吸：由于上呼吸道的插管和手法操作，可能引起呕吐和胃内容物误吸至下呼吸道。在插管过程中随时吸出呼吸道分泌物，防窒息。引起呕吐时，立即在会厌处后压环状软骨，从而压闭食管入口，避免胃内容物反流和误吸。对心搏骤停者通气及给氧后，应立即行气管插管，避免胃扩张误吸。

(3)缺氧：插管前先行人工呼吸或吸氧，以免因插管费时加重患者缺氧状态。熟练掌握操作技术，尽量缩短插管时间，同时注意给氧，是改善缺氧的主要手段。通常每次插管操作时间不应超过30秒，45秒是插管的极限，超过此时间将导致机体缺氧。每次操作时，中断呼吸时间不应超过30～45秒，如一次操作未成功，应立即给予充分地预充氧后，然后重复上述步骤。

(4)误入食管：由于操作不当，导致插管位置不当误插入食管内，是气管插管最严重的并发症。患者不能得到任何肺通气或氧合（除非患者有自主呼吸），还可能造成急性胃扩张，增加了呕吐和误吸的危险。如急救人员不能及时发现，患者将出现不可逆的脑损伤或死亡。

(5)喉、支气管痉挛：是插管严重并发症，剧烈呛咳、憋气、喉头及支气管痉挛，可导致缺氧加重，严重的迷走神经反射引起心律失常、血压升高甚至心搏骤停。插管前适当加强麻醉，插管前行喉头和气管内表面麻醉，应用麻醉性镇痛药或短效降压药，可预防心血管反应。喉头和声门应充分暴露，在声门打开时再置入导管以免引起喉头水肿。经鼻盲探插管术的反复进行操作，易引起咽部水肿和喉痉挛等，如果连续 3 次插管失败，应考虑改用其他方法。必要时立即行环甲膜穿刺或气管切开。

（6）喉炎：与插管时间正相关。表现为拔管后的声音嘶哑和刺激性咳嗽，重症表现为吸气性呼吸困难而出现缺氧，可做超声雾化吸入，必要时做气管切开。

（7）肺炎和肺不张：各项操作、搬动患者、患者自身活动或固定不当等导致气管插管过深，进入一侧的主支气管，以右主支气管较常见，导致右侧肺单侧通气，一方面可因右肺高容通气造成气压伤（或称容积伤），另一方面左肺无通气而造成肺不张。掌握导管插入深度，一般为鼻尖至耳垂外加 4～5 cm（小儿2～3 cm）。插管后应检查两肺的呼吸音是否对称，如有怀疑，应将导管气囊放气，轻轻往外退出导管1～2 cm后，再次确认位置，检查患者的临床征象，包括胸廓扩张、呼吸音和氧合情况，再行胸部摄片。

（8）导管脱出：经常对导管位置进行评估，常规听诊两肺的呼吸音，观察气管导管外露的程度，每班记录导管插入的长度并做好交接班。妥善固定导管，尤其是在患者改变体位、被移动或对其实施操作后。意识障碍的患者要防止其自行拔管，或躁动造成导管脱落。发现胶布粘贴失效时及时更换，胶布过敏者要改用其他方法固定。脱出后，立即改用简易呼吸囊进行通气，心搏骤停者在持续胸外按压和按需除颤后，再尝试重新插管。

3.气囊充气与放气

气囊充气以最小压力充气，并能恰好封闭导管与气管壁间隙为宜，充气后气囊的压力为2.26～2.66 kPa，以防分泌物和呕吐物倒流入气管而引起窒息和机械通时阻止气体漏出。

（1）方法：导管留置期间，气囊每 4～6 小时放气 1 次，每次放气 5～10 分钟后再充气。放气时，先负压充分吸尽气道内分泌物，再用注射器缓慢抽吸囊内气体。充气后，需测量导管末端到牙齿的距离，并与原来的数据相比较，确保导管位置且固定良好。

（2）注意事项：勿盲目注射大量空气，或充气时间过长，气管壁黏膜可因受压而造成局部缺血性损伤，发生溃疡和坏死。进行充、放气操作时，应注意防止导管脱出。

4.湿化气道

气管插管的患者吸入的气体未经过鼻腔黏膜的加温加湿作用，因此需要湿化和加温设备。

（1）气管导管如不接呼吸机，导管口外覆盖 1～2 层生理盐水纱布，并保持湿润状态，以湿化吸入的气体并防止灰尘吸入。

（2）接呼吸机者给湿化罐加水，也可给予湿化器雾化吸入。

5.及时拔管

气管内口插管留置时间一般不超过 72 小时，病情不见改善，可考虑拔管后，进行气管切开。所有需要插管的指征消除时也可考虑拔管。

（1）拔管的操作步骤：①拔管前，先充分吸引气管内及口腔、鼻腔的分泌物。②以 100% 的纯氧通气 10 分钟后，再拔管。③拔管时，患者取半卧位，以防误吸气管内的分泌物、咳出物及呕吐物，同时也有利于胸部扩张。④使用带气囊导管，应先将气囊内的气体抽出。放气后，颈部可听诊到吸气时漏气气流，说明患者无喉头水肿或气道阻塞。⑤拔出时，嘱患者深吸气，在吸气末转为呼气相时，缓慢地将导管拔出或用简易呼吸囊使呼吸道内保持正压，以保证拔管后第一次呼吸是呼出气体，避免分泌物吸入。

（2）拔管的注意事项：患者应尽早进行深呼吸和咳痰训练，以便拔管后能自行清理呼吸道。拔管尽量在白天进行，以便观察病情，及时处理所发生的并发症。

6.拔管后护理

注意观察患者神志及缺氧表现，有无声音嘶哑、呛咳和吸气性呼吸困难等并发症，防止发生喉头水肿，保持呼吸道通畅。如发现由于杓状关节脱位而导致的发音困难，应及时给予复位。拔管后，立即给予面罩吸氧或高流量的鼻导管吸氧继续呼吸支持，30分钟后复查动脉血气变化。拔管后4小时内禁食，禁止使用镇静剂。鼓励患者自行咳嗽、排痰，定时变换体位，拍背。严密观察患者的生命体征，包括血压、脉搏、呼吸、血氧饱和度和神志等。保持口和鼻腔清洁，每4～6小时口腔护理1次。

四、气管切开术

气管切开术是指将颈段气管的前壁切开，通过切口将适当大小的气管套管插入气管内，患者直接经套管进行呼吸或连接呼吸机实施机械通气治疗的一种手术操作方法。与其他人工气道相比，其套管内腔较大，导管较短，因而可减少无效腔和降低呼吸道阻力，易于清除气道内的分泌物和脓血，便于应用机械通气或加压给氧。气管切开术主要用于严重喉阻塞的紧急救护，或需要长期机械辅助呼吸的患者，是一种解除呼吸困难和抢救患者生命的急诊手术，因其操作复杂、创伤较大和对护理要求高，一般不作为机械通气的首选途径。可分为传统气管切开术和经皮扩张气管切开术。

（一）适应证

1.上呼吸道阻塞

各种原因造成的上呼吸道阻塞造成呼吸困难，如喉水肿、急性喉炎、上呼吸道烧伤、喉部及气管内异物；严重颌面、颈部外伤以及上呼吸道外伤伴软组织肿胀或骨折、异物等。

2.下呼吸道阻塞

严重的颅脑外伤及其他原因造成昏迷及重大胸、腹部手术后的患者，导致咳嗽和排痰功能减退，呼吸道分泌物黏稠潴留，使下呼吸道阻塞和肺不张等，造成肺泡通气不足和呼吸困难。

3.呼吸功能减退或衰竭

肺功能不全、重症肌无力者和呼吸肌麻痹等所致的呼吸功能减退或衰竭，需要机械通气。

4.预防性气管切开

某些手术的前置手术，如颌面部、口腔、咽和喉部手术时，便于麻醉管理，防止血液流入下呼吸道引起窒息和术后局部肿胀阻碍呼吸。

5.其他

不能经口、鼻气管插管者；呼吸道内异物不能经喉取出者；气管插管留置时间超过 72 小时，仍然需呼吸机进行机械通气治疗者。

（二）禁忌证

有明显出血倾向和凝血机制异常者要慎重；下呼吸道占位而导致的呼吸道梗阻等。

（三）操作程序

1.评估患者

（1）全身情况：评估患者的年龄、病情和麻醉药物过敏史，应特别注意患者的呼吸频率与节律。

（2）局部情况：评估患者呼吸道的梗阻情况、颈部皮肤有无感染或异常。

（3）心理状态：评估患者有无紧张和恐惧等心理反应及对气管切开术的态度。

（4）健康知识：评估患者对疾病及气管切开术的相关知识的了解情况和合作程度。

2.操作准备

（1）操作者准备：衣帽整洁，洗手，戴口罩。熟悉气管切开方法。

（2）患者准备：常规颈部备皮，做普鲁卡因皮试。按常规建立静脉输液通路并保持通畅。患者及家属了解气管切开的意义和可能发生的并发症。签订气管切开术的知情同意书，愿意接受和配合。

（3）用物准备：气管切开包（内有甲状腺拉钩、气管扩张钳、手术刀、组织剪、止血钳、持针钳、医用缝针、手术镊子、乳胶管和无菌孔巾等），紧急情况下一刀、一钳、一剪、一镊即可。

1）气管切开套管：气管套管由内、外套管和内芯组成（图 2-5）。放入内套管时功能同普通气管导管，拔出内套管后气流尚可经外套管开口流入呼吸道，外套管还可用于拔管前的封管或长期带管者。气管套管分为 10 个型号，型号的选择可参考（表 2-3）。

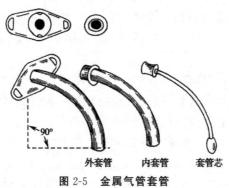

外套管　　内套管　　套管芯

图 2-5　金属气管套管

表 2-3　气管套管的选择

导管型号	1	2	3	4	5	6	7	8	9	10
内径/mm	3.6	4.0	4.5	5.0	5.5	6.0	7.0	8.0	9.0	10.0
长度/mm	40	42	46	55	55	60	65	70	75	80
适用年龄/岁	<1	1	2	4	6	8	10	14	成年女性	成年男性

2）其他用物：供氧装置、简易呼吸囊、呼吸机、负压吸引装置、吸痰用物、麻醉用物（1％～2％普鲁卡因或 2％利多卡因）、10 mL 注射器、急救药物、生理盐水、消毒药品、无菌手套和手术照明灯等。

（4）环境准备：室内温、湿度适宜，光线充足，除紧急气管切开外，一般要求在洁净的消毒环境下实施。

3.操作步骤

（1）核对患者：对清醒患者给予解释，取得患者合作。

（2）体位：患者仰卧位，肩部垫一枕头或沙袋，使颈部伸展头后仰，并固定于正中位，下颌对准胸骨上切迹，使下颌、喉结和胸骨切迹在一条直线上，以便充分暴露和寻找气管。

（3）麻醉：皮肤消毒铺巾后，颈前中线上甲状软骨下至胸骨上切迹皮下及筋膜下做局部浸润麻醉。对昏迷患者、无知觉或情况紧急者可不予麻醉。

（4）传统气管切开术：气管切开部位应选择在以胸骨上窝为顶、两侧胸锁乳突肌前缘为边的三角区域内，不得高于第2气管软骨环或低于第5气管软骨环，一般以第3、4气管软骨环为中心做切口。

1）横切口：适合于颈部短而粗的患者，切口愈合后不易看出瘢痕痕迹。在环状软骨下约3 cm处，沿颈前皮肤横纹作4~5 cm切口，切开皮肤、皮下达颈前筋膜。

2）纵切口：自环状软骨下缘至胸骨上窝上一横指处，颈前正中线，纵行切开皮肤及皮下组织并进行分离，暴露颈前正中白线。

3）暴露气管：分离颈前组织，仔细止血，用拉钩将双侧肌缘向两侧拉开，保持气管正中位置，分离气管筋膜与肌肉即可暴露气管。如甲状腺峡部妨碍气管暴露，若峡部不过宽可在其下缘用小钩将峡部向上牵拉游离，若峡部较宽，必要时可用血管钳夹持切断包扎，并向两侧拉开，暴露气管环的前壁。

4）气管切开：用示指触摸有一定弹性及凹凸感以确认气管，显示第3、4、5气管软骨环，用刀片自下而上切开，一般切开第3~4或第4~5两个软骨环即可。

5）插入气管套管：气管切开后，迅速用弯钳或气管切口撑开器将切口撑开，插入大小合适的气管套管，取出套管芯后可看到有气体及分泌物自管口排出，立即用吸引器吸净气管内的分泌物及血液。

6）置入内管：证实套管在气管内后，插入内套管并与其他通气管道相连接，气囊适当充气。

7）缝合切口：检查伤口并妥善止血，如皮肤切口长，可在切口上方酌情缝合 1～2 针。

8）固定气管套管：在套管与伤口之间垫一块从中线剪开约 3/5 的开口纱布，从套管底板下面围住外套管，以保护切口；气管导管两侧用系带打结固定，两侧系带与皮肤之间垫纱布减少系带对皮肤的摩擦，松紧度以插进一指为宜。

9）术后处理与健康指导：向患者及家属解释置管后的注意事项。气管切开的患者易发生恐惧感，觉得病情重、情绪悲观、思想负担重，因此应加强他们的心理护理，使他们树立战胜疾病的信心。洗手，整理用物，垃圾按要求分类处理。

10）观察和记录：注意观察切开部位有无渗血，同时注意继续观察患者神志、脉搏和血压等生命体征及其他不良反应。记录气管切开的时间、部位及患者的病情变化。

（5）经皮穿刺扩张气管切开术：近年来，国内外正逐步开展一种新的方法，即采用经皮穿刺气管套管置管术，其具有操作简便、快速和微创等优点，而且并发症少于传统气管切开术。此操作另外需要的特殊器械有穿刺针、导引钢丝、皮下软组织扩张器及扩张钳等。持穿刺针在第 1～2 或第 2～3 气管软骨环作穿刺进针，有突破感，回抽有气体入注射器，证实穿刺针已进入气管。取下注射器，将导引钢丝插入穿刺针头 10 cm 左右并固定。退出穿刺针，用皮下软组织扩张器穿过导引钢丝，穿透扩张开气管前软组织和气管前壁。退出扩张器，进一步用扩张钳扩张气管。沿导引钢丝将气管套管置入气管后，退出导引钢丝及拔出套管芯。充分吸尽气管套管内的分泌物并证实气道通畅后，将气囊注气。其余步骤同传统气管切开术。

（四）护理要点

1.插管操作规范

医护人员要严格执行无菌操作原则，预防交叉感染。

（1）体位：取合适体位，不能仰卧者可以取坐位或半坐位，对呼吸困难者不必强求体位，以不加重呼吸困难为原则。

（2）切开与缝合：切开气管时严禁损伤或切断环状软骨和第

1 软骨环，以免形成喉部狭窄。

2.并发症的预防

气管切开术是一种有创的技术方法，操作不当可导致一定的并发症，临床上应予以重视。

（1）皮下气肿：是术后常见的并发症，与气管前软组织分离过多、气管切口外短内长、导管较细、套管过短或皮肤切口缝合过紧有关。自气管套管周围逸出的气体可沿切口进入皮下组织间隙，沿皮下组织蔓延可达头面和胸腹部，但一般多限于颈部。套管下方创口不予缝合，以免发生皮下气肿，并便于引流。一般不需作特殊处理，多于1周后自行吸收。

（2）气胸与纵隔气肿：较严重的并发症，轻者无明显症状，严重者可引起窒息。多为术中分离偏向右侧，位置较低误伤胸膜顶所致和术中过多分离气管前筋膜，气体沿气管前筋膜进入纵隔。操作中应同时切开气管和气管前筋膜，两者不可分离，以免引起纵隔气肿。X线检查确诊气胸后，应行胸膜腔穿刺以抽出气体，严重者可行胸腔闭式引流。

（3）出血：多由于术中误伤大血管、止血不完善或患者有凝血机制障碍所致，少见于气管套管下端压迫损伤气管前壁及无名动脉壁，加之感染导致无名动脉糜烂破溃而导致大出血；术后早期少量出血多由于手术中止血不充分引起，创口感染或肉芽组织增生所致；出血速度慢者可出现压迫症状，或致外出血，出血速度快者可致休克或窒息。

1）常规的预防：①应用抗凝药物患者应在停药后24小时再行手术为宜；②患者头部应始终保持正中位，皮肤切口要保持在正中线上，防止损伤颈部两侧血管及甲状腺；③术中应仔细操作，避免损伤周围组织血管；④术中伤口少量出血，可经压迫止血或填入明胶海绵止血，若出血较多，提示有血管损伤，应检查伤口并结扎出血点。

2）致命性大出血的预防：①切开的位置不宜过低，不可低于第5～6气管环；②尽量少分离气管前组织，避免损伤前壁的血液供应；③选择适当的气管套管并检查套管气囊是否正确充气；④若发现套管引起刺激性咳嗽或有少量鲜血咯出，应立即换管；⑤严重出血的患者可静滴垂体后叶素，有条件时可行纤维支气管镜下止血。

（4）气管－食管瘘：较少见但很严重的并发症。喉源性呼吸困难时，由于气管内呈负压状态，术中切开过深，动作过猛，可损伤气管后壁及食管前壁，感染后形成瘘管，引起气管－食管瘘。气管套管位置不合适，套管压迫及摩擦气管后壁，引起局部溃疡或感染。切开气管时应注意刀尖自下向上挑开，用力适当，不可刺入太深，以 2～3 mm 为宜。对疑有气管－食管瘘的患者需行食管吞碘造影，明确后应禁食。较小而短时间的瘘孔，更换短的气管套管，拔除鼻饲管，以减少糜烂处的刺激并加强营养，可自行愈合，瘘口较大或时间较长，上皮已长入瘘口者，则需手术修补。

（5）气管套管脱出：气管切开术后当颈部组织肿胀消退，固定气管套管的系带发生松弛，或患者过于肥胖，头颈部短粗，气管较深，切开口位置较低，相对气管套管较短，置入气管内部分过少，切口纱布过厚等导致患者剧烈咳嗽时，容易套管脱出。气管套管要固定牢固，术后应经常检查固定带的松紧，一般固定带和皮肤之间恰能插入一指为度，并根据颈部组织消肿的程度及时适当调节，太紧也会影响血液循环。临床表现为呼吸困难和全身发绀等严重症状，应严密观察及预防。

（6）支气管肺部感染：最常见的并发症。人工气道的建立、湿化、雾化吸入和吸痰等各种操作，增加了病原菌的侵入机会，分泌物潴留而阻塞下呼吸道引起肺不张，全身营养状况的减退，局部和全身的免疫防御功能的减弱等均增加了肺部感染的机会。护理：①严格执行无菌操作，掌握规范的吸痰术；②预防吸入性肺炎，病情许可时，患者应置于 30° 的体位，尤其是鼻饲时头部应抬高 30°～45°，鼻饲后应至少维持此体位 1 小时，以防胃内容物反流；③呼吸机的螺纹管路应低于插管连接管，冷凝水收集瓶应置于管道最低位置，随时倾倒，防止倒流；④加强口腔护理。⑤密切观察有无拔管指征，及时拔管。

3.定期消毒

做好伤口护理及基础护理，防止继发感染。

（1）局部伤口：每日更换保护切口的无菌纱布垫 2 次，分泌物多时应该随时更换，观察有无红肿、异味及分泌物，保持局部干燥。

（2）口腔护理：气管切开术后患者，口腔正常的咀嚼减少或停止，很容易导致口腔黏膜或牙龈感染和溃疡。每天可用呋喃西林溶液作口腔护理 2 次，用湿盐水纱布覆盖口鼻部。

4.气囊的充气与放气

套管气囊应按常规充气，防止发生误吸和漏气。

（1）机械通气：要求充气达气道密闭状态，防止送气过程漏气。

（2）非机械通气：并可自行排痰者，可少量充气或暂时不充气。

5.套管更换

一般情况下，一次性的气管套管无需定期更换，但留置期间出现气囊损坏漏气，套管损坏、扭曲或堵塞时，则必须更换。

（1）一次性气管套管：因其无内套管，无法取出清洗，置管时间长时内壁易黏附痰痂阻塞管道，临床上除吸痰和湿化呼吸道外，可及时用无菌长直夹钳或枪状镊夹取清除痰痂，防止套管堵塞。

（2）金属外套管：在术后 1 周内无特殊需要不宜更换，因气管切口窦道的形成需 1 周，取出后不宜回放。如必须更换，则需做好与首次气管切开相同的准备，拆除缝线以拉钩拉开切口，更换外管。

（3）金属内套管：每日更换一次性的内套管 1～2 次，防止分泌物堵塞内腔，阻塞呼吸道。

6.湿化气道

保持室温适宜（22℃～25℃），相对湿度在 60%以上，室内可经常洒水或使用加湿器。

（1）不接呼吸机者：气管套管外口覆盖1～2层生理盐水纱布，并保持湿润状态，以湿化吸入的气体及防止灰尘进入。

（2）接呼吸机者：给呼吸机的湿化罐加水持续吸入，也可给予湿化器雾化吸入。

7.保持气道通畅

及时吸痰，防止分泌物黏结成痂阻塞，每次吸痰时间不超过15秒，两次抽吸间隔3～5分钟。吸痰间隔或吸痰前，给予加大氧流量或纯氧吸入。气管切开患者给氧，不可将氧气导管直接插入内套管内，应用"T"形管或氧罩。痰液黏稠时，可予雾化吸入或套管内滴入3～5 mL生理盐水以稀释痰液，每30～60分钟1次。如患者突然发生呼吸困难、发绀和烦躁不安，应立即将套管气囊一起取出检查。

8.及时拔管

全身情况好转，病因解除后，即可试行拔管。

（1）拔管前准备：必须先行用软木塞或胶布、套管芯，试堵内套管管口的1/3，如无呼吸困难，可进一步堵塞1/2、2/3，直至全部堵塞。堵管全程必须监测患者的生命体征和血氧饱和度，以防发生意外。如出现呼吸困难和患者不能耐受，应及时去除堵管的栓子。软木塞或胶布必须用线固定在气管套管的固定带上，以防被吸入气管。一般全堵管1～2天后，患者活动和睡眠均无呼吸困难，确认呼吸道顺畅，即可拔管。

（2）拔管步骤：①拔管前先将气囊放气，吸尽潴留在气囊上方口咽部或气管内分泌物，以防拔管后流入下呼吸道而引起窒息或感染，然后松开固定带，顺套管弯度慢慢拔出。如呼吸困难，应立即用另一消毒气管套管由原切口插入。②不需缝合伤口，消毒伤口周围皮肤后用蝶形胶布将切口两侧皮肤向正中线拉拢对合，外覆盖无菌敷料，2～3天后自行愈合。③拔管后48小时内密切观察呼吸的变化并常规配备抢救设备，患者床头应放置一套气管切开器械和同型号气管套管，万一拔管后出现呼吸困难时，需要重新插管。

五、环甲膜穿刺术

环甲膜穿刺是用粗针头进行环甲膜穿刺，并可接上"T"形管进行输氧，可暂时缓解患者严重的缺氧情况，紧急建立人工气道，为气管内插管或气管切开等进一步的救治工作赢得时间，主要用于现场急救。其具有简便、快捷、有效的优点，是在紧急情况下进行呼吸复苏的一种最简单、最迅速的开放气道的急救措施，而且稍微接受过急救教育和培训的人都能掌握。

环甲膜是位于甲状软骨和环状软骨之间的软组织，位置比较容易找到，自己可以低头寻找，沿喉结最突出处向下轻轻地摸，在约2～3 cm处有一如黄豆大小的凹陷，此处即为环甲膜的位置所在。

（一）适应证

1.上呼吸道梗阻

各种原因引起的上呼吸道梗阻，如异物和声门水肿引起的喉梗阻；颌面部、颈部外伤及喉头水肿时导致气道阻塞，需立即进行通气者。

2.下呼吸道梗阻

无法经口、鼻插管或插管失败者，需通过穿刺吸引气道内的分泌物，也用于有紧急建立人工气道的指征，但无条件立即实施者。

3.其他

采集未被咽部细菌污染的痰标本。气管内注射治疗药物。

（二）禁忌证

环甲膜处有明显肿瘤和畸形者。已明确呼吸道阻塞发生在环甲膜水平以下者。有明显出血倾向者。

（三）操作程序

1.评估患者

（1）全身情况：评估患者年龄、病情、意识和生命体征，特别注意呼吸频率和节律。

（2）局部情况：评估患者有无出血倾向，呼吸道有无异常及梗阻情况，颈部的活动度。

（3）心理状态：清醒的患者行环甲膜穿刺时，评估患者有无紧张、焦虑和恐惧等心理反应及对行环甲膜穿刺的态度。

（4）健康知识：清醒的患者行环甲膜穿刺时，评估患者对疾病及环甲膜穿刺的相关知识的了解和合作程度。

2.操作准备

（1）操作者准备：衣帽整洁，洗手，戴口罩。熟悉环甲膜的生理解剖结构及穿刺方法。

（2）患者准备：患者及家属了解环甲膜穿刺术的目的、方法、注意事项、配合要点及并发症，以消除不必要的顾虑。签订环甲膜穿刺术的知情同意书，愿意接受和配合。取下义齿，建立静脉通道。

（3）用物准备：环甲膜穿刺针或16号注射针头、无菌注射器、局麻药、消毒液、"T"形管和氧气连接装置；或环甲膜穿刺套装（内含环甲膜穿刺器、注射器、环甲膜穿刺套管固定带和呼吸延长管）。

3.操作步骤

（1）体位：取仰卧位，尽可能使头后仰、颈过伸。

（2）定位和消毒：颈前正中线甲状软骨下缘与环状软骨上缘之间的凹陷处即环甲膜；用消毒液对环甲膜前皮肤进行常规消毒。

（3）麻醉：穿刺部位局部麻醉，危急情况下可不做局部麻醉。

（4）穿刺：一手拇指与中指固定环甲膜两侧处皮肤，示指触摸穿刺部位；另一手持环甲膜穿刺针或注射器垂直刺入环甲膜，出现落空感即表示针尖已进入喉腔，此刻立即停止进针，挤压患者双侧胸部，有气体自针头处逸出，或接注射器回抽有空气，表明穿刺成功。

（5）固定：垂直固定穿刺针，"T"形管上臂的一端与针头连接，"T"形管的下臂连接供氧装置，如气道内有分泌物可负压吸引，还可右手示指间歇地堵住"T"形管上臂的另一端开口处而进行人工呼吸等操作。

（6）留置给药：若经针头导入支气管留置给药管，在针头退出后，用纱布包裹并固定。

（7）处理用物，记录穿刺的时间。

（四）护理要点

（1）环甲膜穿刺术是不稳定性的气道开放操作，患者通气障碍的紧急情况解除后，应立即另行正规的气管切开或异物取出等确定性处理，穿刺针留置时间最迟不超过 24 小时。

（2）必须回抽有空气或确定针尖在喉腔内才能注射药物。注入药物应以等渗盐水配制，pH 要适宜，以减少对气管黏膜的刺激。注射时嘱患者勿吞咽及咳嗽，注射速度要快。

（3）穿刺用物应随时消毒，呈备用状态，接口必须紧密不漏气。

（4）并发症的预防。

1）出血：对于凝血功能障碍的患者宜慎重选择；术中注意患者生命体征，观察穿刺部位有无出血，协助医生并做好止血措施防止反流入气管。穿刺处出血较多，用无菌干棉球压迫止血，并适当延长压迫时间，以免血液反流入气管内。术后如患者咳出少量带血的分泌物，嘱患者勿紧张，一般均在 1~2 天内即可消失。

2）食管穿孔：食管位于气管的后端，若穿刺时用力过大过猛，或没掌握好进针深度，均可穿破食管，形成食管－气管瘘。穿刺时要贴着环状软骨上缘刺入，一般感觉环甲膜比较韧，略有阻力，刺破后有落空感。进针不要过深，在针头拔出之前应防止做吞咽动作，避免损伤喉后壁黏膜及食管壁。

3）皮下或纵隔气肿：穿刺前正确定位，垂直刺入，防止皮下气肿。患者剧烈咳嗽时，不易进行环甲膜穿刺，有造成皮下气肿的可能。

第二节　机械通气和人工气道管理

由于各种原因导致呼吸器官不能维持正常的气体交换，即发生呼吸衰竭者，以人工机械装置（主要是呼吸机）的通气代替、控制或辅助患者呼吸，以达到增加通气量、改善气体交换和维持呼吸功能等目的，此疗法称为机械通气或通气支持疗法。

机械通气的工作原理是建立气道口与肺泡间的压力差。机械通气可取代或部分取代自主呼吸，缓解呼吸肌疲劳。

呼吸机（ventilator）是一种人工替代性的通气手段，作为急、慢性呼吸衰竭的一种治疗设备，目前已广泛应用于重症监护、手术麻醉和急救复苏等领域，可以有效地缓解呼吸衰竭，提高急危重症的抢救成功率，为采取针对性的病因治疗争取时间和条件。

一、人工呼吸机概述

（一）基本构造

1.动力部分和气源

压缩空气、压缩氧气和空氧混合器三部分组成供气系统。

2.加温湿化器

保证供给患者温暖而湿润的气体，防止干冷气体对呼吸道黏膜产生刺激而致气道分泌物增多、黏稠而不易咳出。

3.连接部分

常为聚氯乙烯或硅胶螺纹管路，分为单路或双路，由连接管路、呼气阀和传感器三部分构成。

4.主机

由微电脑或电子集成组成控制系统，包括通气模式选择、通气参数调节、监测和报警装置四部分。

（二）工作原理

机械通气是通过机械装置建立肺泡-气道口压力差，从而产生肺泡通气的动力。吸气时，吸气控制开关打开，通过对气道口

（口腔、鼻腔或气管插管及气管切开插管导管）施加正压将气体压入肺内；停止送气后移去外加压力，气道口恢复大气压，胸廓回缩，产生呼气。

呼吸机必须具备四个基本功能，即向肺充气、吸气向呼气转换、排出肺泡气以及呼气向吸气转换，依次循环往复。因此必须有：①能提供输送气体的动力，代替人体呼吸肌的工作；②能产生一定的呼吸节律，包括呼吸频率和吸呼比，以代替人体呼吸中枢支配呼吸节律的功能；③能提供合适的潮气量（VT）或分钟通气量（MV），以满足呼吸代谢的需要；④供给的气体最好经过加温和湿化，代替人体鼻腔功能，并能供给高于大气中所含的 O_2 量，以提高吸入 O_2 浓度，改善氧合功能。

（三）临床意义

维持和改善通气功能、换气功能。减轻呼吸做功消耗，节约心脏储备能力。肺内雾化吸入。纠正病理性呼吸动作。高浓度氧疗。为麻醉中使用镇静剂和肌肉松弛药，提供呼吸保障。

（四）常见呼吸机类型

1.按照与患者的连接方式分类

（1）无创呼吸机：呼吸机通过面罩与患者连接，通常用于10岁以上成人使用。

（2）有创呼吸机：呼吸机通过气管切开插管或经口、经鼻插管与患者连接。

2.按用途分类

①急救呼吸机：专用于现场急救；②呼吸治疗通气机：对呼吸功能不全患者，进行长时间通气支持和呼吸治疗；③麻醉呼吸机：专用于麻醉呼吸管理；④小儿呼吸机：专用于小儿和新生儿通气支持和呼吸治疗；⑤高频呼吸机：具备通气频率＞60次/分功能；⑥无创呼吸机：经面罩或鼻罩进行通气支持。

3.按驱动方式分类

（1）气动气控呼吸机：通气源和控制系统均只以氧气为动力来源。多为便携式急救呼吸机。

（2）电动电控呼吸机：通气源和控制系统均以电源为动力，内部有汽缸和活塞泵等，功能较简单的呼吸机。

（3）气动电控呼吸机：通气源以氧气为动力，控制系统以电源为动力。多功能呼吸机的主流设计。

4.按吸—呼相切换方式分类

分为以下 5 种。

（1）定压型：呼吸机产生的气流进入呼吸道使肺泡扩张，当肺泡内压力达到预定压力时气流即终止，肺泡和胸廓弹性回缩将肺泡气排除，待呼吸道内压力降到预定呼吸机参数再次供气，可防止呼吸道压力过高，但潮气量不稳定。

（2）定容型：呼吸机将预定量的气体压入呼吸道，又依赖于肺泡，胸廓弹性回缩将肺泡内气体排出体外，能保持稳定的潮气量，但气道压力和流速等则不恒定。

（3）定时性：按预设吸呼时间送气，但可因呼吸道变化而对气道压力或吸入气量产生影响。常与定压呼吸机结合在一起，弥补定压呼吸机的缺陷，常用于新生儿和婴幼儿。

（4）流速控制型：靠呼吸机内的流速感应来控制。当吸气流速小于预定值时，停止送气，即完成吸气动作。其气流速度是恒定的，但吸气时间、吸入气量和肺内压等均不恒定。

（5）混合型：包括定压、定容和定时成分，以间歇正压方式提供通气，且潮气量恒定，压力为零时形成呼气，可持续监测通气功能、报警情况及患者状况。

二、人工呼吸机的使用

（一）适应证

1.急性缺氧和 CO_2 气体交换障碍

各种原因引起的急性缺氧和 CO_2 气体交换障碍导致的呼吸停止或通气不足。

（1）急性呼吸衰竭：由电击、溺水、脑血管意外、药物中毒或心跳呼吸骤停等导致。

（2）慢性呼吸衰竭急性加重：肺炎、肺水肿、支气管哮喘、肺栓塞和弥漫性肺间质纤维化等。

（3）呼吸窘迫综合征（ARDS）：严重创伤、大手术后休克和严重感染等情况后出现。

（4）中枢性呼吸衰竭：脑外伤、颅内感染、镇静剂过量和中毒等。

（5）周围性呼吸衰竭：呼吸肌无力、脊髓灰质炎、吉兰—巴雷综合征、重症肌无力、破伤风、多发性肌炎、肌肉迟缓症和肌营养不良等神经和肌肉疾病。

（6）严重胸部创伤：如由于严重胸部创伤导致的连枷胸等。

2.预防性短暂呼吸机支持

手术麻醉的苏醒，重大的外科手术后，小儿心胸外科为预防术中术后呼吸功能紊乱，进行通气支持。

3.其他

呼吸功能不全者需进行纤维支气管镜检查；颈部和气管手术，通常采用高频通气支持。

（二）禁忌证

呼吸机使用无绝对的禁忌证，但有一些特殊疾病，需先行必要处理或需采取特殊的机械通气手段，归结为如下的相对禁忌证：①未经引流的气胸与纵隔气肿；②大量胸腔积液；③伴肺大泡的呼吸衰竭；④大咯血或严重误吸引起的窒息性呼吸衰竭；⑤严重心力衰竭继发性的呼吸衰竭；⑥低血容量性休克未纠正；⑦支气管胸膜瘘；⑧急性心肌梗死；⑨肺组织无功能。

（三）操作程序

1.评估患者

（1）全身情况：评估患者年龄、体重、病情、意识、是否有呼吸功能不全及发病相关因素。

（2）局部情况：患者是否建立了人工通气道（气管插管或气管切开）。

（3）心理状态：患者有无紧张、焦虑和恐惧等心理反应。

（4）健康知识：清醒的患者对使用呼吸机的相关知识的了解情况。

2.操作准备

（1）操作者准备：衣帽整洁，洗手，戴口罩。熟悉各种呼吸机的原理和操作方法。

（2）患者准备：患者及家属了解使用呼吸机的目的、方法、注意事项、配合要点及并发症。签署知情同意书，愿意接受和配合。

（3）用物准备：呼吸机及其管道、湿化器、无菌蒸馏水、完整的供氧设备、吸痰装置和用物，多功能监护仪、管道固定夹、模拟肺、电插板和抢救药物等。

（4）环境准备：环境整洁、安静，空气清新，湿度和温度适宜。

3.操作步骤

（1）呼吸机准备：①确认呼气阀和流量传感器等相关部件已正确安装，且已达到清洁消毒要求；②将呼吸机电源插头与外部交流电源相连；③将呼吸机氧气输入接口正确插入设备带氧气输出接口；④将呼吸机空气输入接口正确插入设备带空气输出接口；⑤连接呼吸机管道，确保吸气阀、呼气阀及加温湿化器接入正确，接入模拟肺；⑥加温湿化器，加医用纯净水或无菌蒸馏水至适合刻度。

（2）开机自检：接通电源，打开呼吸机和加温湿化器开关，待呼吸机自检，确认呼吸机正常运作。加温湿化器通电加温 5 分钟后方可给患者使用，温度一般设置为 32℃～36℃。

（3）正确选择通气模式：根据患者需要在呼吸机面板上选择通气模式。选择通气模式时应首先考虑的问题：①胸正压对血流动力学的不良影响；②机械通气所引起的肺损伤（或称肺气压伤）；③尽可能保留自主呼吸，同时不增加呼吸作功；④不影响通气/血流的正常比值；⑤自主呼吸状况；⑥预计上机时间长短。

（4）设置与调节参数：根据患者情况设定各参数，如潮气量、呼吸频率和吸入氧浓度等。

（5）设置报警上下限：包括工作压力、分钟通气量和呼吸道阻力等，打开报警系统。

（6）连接人工气道：待模拟肺充气正常，再次检查管道连接正确，仪器无漏气无报警后，协助患者取舒适体位，取下模拟肺，连接延长管于患者的气管插管或气管切开套管处并固定。

（7）观察通气效果：密切观察患者的呼吸改善的情况，通气量合适时患者两侧胸壁运动对称，听诊两肺呼吸音清晰、一致，生命体征平稳。呼吸机与患者呼吸一致，提示机器工作正常。

（8）用物处理与健康指导：洗手和整理床单位，物品归还原处。向患者及家属交代呼吸机使用过程中的要求和注意事项。

（9）观察和记录：上机后严密监测生命体征、皮肤颜色和血气分析结果并做好记录，登记呼吸机开始使用的时间、有关呼吸模式及参数设置情况。

（四）护理要点

1.严密监测病情

观察患者原发病、生命体征、皮肤颜色、胸廓起伏和缺氧的改善等情况。使用呼吸机30分钟后做动脉血气分析。根据动脉血气分析的检测结果，随时调整呼吸机各种参数。重视报警信号并及时处理，保持呼吸道通畅。

2.预防院内感染

按医院感染管理规范，进行有效的洗手，是防止呼吸机相关性肺炎（ventilator associated pneumonia，VAP）最重要和最简便易行的措施。氧气面罩和一次性雾化吸入面罩专人专用，每次使用后用75％酒精擦洗或酸性氧化电位水浸泡10分钟，彻底清洁消毒后，清水冲洗晾干备用。加强患者营养，做好生活护理，特别是口腔和皮肤护理。

3.加强安全管理

使用呼吸机期间，患者床旁备有简易呼吸囊、吸痰和供氧装置，若患者严重缺氧，应立即寻找原因（如套管口是否紧贴气管壁等）并及时处理。应锁住呼吸机可移动的轮子，防止滑动；保持机器与患者之间有一定的距离，防止患者触摸或调节旋钮。呼吸机管道脆、易折、易破，应固定牢靠，避免过分牵拉。在协助患者进行 2 h 翻身一次、拍背时，应调节呼吸机支架，预留出一定空间。

（五）并发症的预防

1.呼吸系统感染

呼吸系统感染是最常见的并发症，可成为机械通气失败的主要原因。

（1）原因：①患者抵抗力下降；②使用广谱抗生素和激素；③人工气道的建立和吸痰等无菌操作；④气道湿化不足；⑤呼吸机消毒不严密。

（2）预防：应加强消毒隔离工作，在操作过程中严格执行无菌技术，加强对患者感染的预防与护理，包括防止误吸、加强口腔护理和人工气道护理。

2.通气不足

呼吸机会显示低压报警，最可能的因素就是管道脱落和漏气。

（1）原因：①呼吸机与气管套管衔接不严；②气管插管或气管切开的气囊破裂；③气囊充气不足或漏气、封闭不严从而导致患者实际吸入的潮气量降低；④气道分泌物潴留、呼吸机管道积水或扭曲、打折和受压等，可导致潮气量降低；⑤呼吸机潮气量设定水平过低或呼吸机故障，导致送气量减少；⑥严重通气不足还可能引起低氧血症，患者可因缺氧或通气不足而危及生命。

（2）预防：一旦发生患者通气不足，应立即寻找原因，并针对病因进行处理。

3.通气过量

（1）原因：①潮气量呼吸频率调节不当，每分钟通气量太大可导致通气过度；②控制通气时，分钟通气量设置过高；③容量辅助/控制通气时，自主呼吸频率过快。通气过度时，由于 CO_2 在短期内排出太快，$PaCO_2$ 急剧下降，体内 HCO_3^- 相对升高而发生呼吸性碱中毒。患者出现兴奋、谵妄和肌肉痉挛等神经系统兴奋症状，出现心律失常、低血压甚至抽搐和昏迷。

（2）预防：纠正过度通气应根据动脉血气分析的结果，调整潮气量和呼吸频率，适当降低通气量。

4.气压伤

（1）原因：吸气压峰值增高是导致气压伤的直接原因。

（2）预防：控制潮气量可以预防气压伤的发生，目前倾向于选用接近正常自主呼吸的潮气量（6～8 mL/kg），尽量使平台压不超过30～35 cmH$_2$O。

5.肺不张

（1）原因：①通气量严重不足；②气管插管过深，插入右主支气管，导致左肺无通气而发生萎陷；③气道分泌物潴留；④肺部感染；⑤吸入纯氧时间过长，会导致吸入性肺不张。

（2）预防：监测和调整通气量，及时清除气道内分泌物，尽早将吸入氧浓度（FiO$_2$）降至50%以下。

6.患者与呼吸机对抗

患者呼吸与呼吸机不同步，出现人机对抗。

（1）原因：①患者自主呼吸与呼吸机不同步，患者自主呼气时，呼吸机送气，或呼吸机送气时，患者屏住呼吸，此时患者往往表现为烦躁，气道压力表上可表现为指针摆动明显；②潮气量波动，潮气量突然很小或很大，很不稳定；③清醒患者出现烦躁、躁动和焦虑，不耐受机械通气或气管插管；④严重者可出现呼吸频速、肋间肌等呼吸辅助肌参与呼吸动作、胸部与腹部出现矛盾运动和心动过速，甚至出现低血压和心律失常。

（2）紧急处理：当发现患者发生严重的人机对抗时，特别是患者出现烦躁、呼吸困难和氧饱和度降低，甚至出现血压下降时，应立即紧急处理。处理步骤如下：①立即脱开呼吸机；②利用气囊或简易呼吸囊给予患者人工辅助呼吸，吸入气体应为纯氧；③进行快速的体格检查，特别是心肺功能检查；④注意生命体征监测指标的改变；⑤如果患者生命垂危，则立即处理威胁生命的可能的原因。

（3）病因处理：如果患者情况改善，则就人机对抗的有关原因逐项分析，并针对病因处理。①因耗氧量增加及产生 CO_2 增多而引起者，可增加通气量和 FiO_2，调节吸气速度和吸/呼比值；②烦躁和精神紧张引起的人机对抗，可根据医嘱给予镇静剂和肌肉松弛剂等；③因痰液阻塞和气道痉挛者，立即有效吸痰以清理患者的气道，支气管痉挛者则应采取解痉措施；④自主呼吸频率过快、潮气量小而难于解决的，可根据医嘱使用呼吸抑制剂或肌肉松弛剂，以抑制患者自主呼吸，使其单纯依赖呼吸机达到有效的通气；⑤排除呼吸机本身的原因：检查呼吸机管道安装是否有误、管路是否通畅、呼气活瓣是否开放以及同步性能是否良好等。对于呼吸急促、烦躁不安、不能有效合作的患者，可利用简易呼吸囊进行过渡，或采用慢频率、低潮气量辅助呼吸逐步进行过渡，以增加呼吸频率和潮气量。

（六）仪器的保养与维护

1.使用中的呼吸机

呼吸机外壳每天使用软布擦拭 1 次，保持清洁。空气滤网每天用清水洗净表面尘埃后，再用力甩干或烘干；或者用吸尘器吸尽灰尘，然后放回原位。连接于患者与呼吸机之间的各螺纹管、连接管、接头、湿化器和呼气（阀）瓣等呼吸机管路，应每周更换 2 次，减少不必要的频繁更换。

2.呼吸机的终末消毒

呼吸机使用完毕后，应关闭电源开关，拔除电源插头，拔出气体接口，按要求进行拆卸，彻底清洁和消毒。用酸化水或 75％酒精擦拭呼吸机；连接管、接头和湿化器送供应室消毒备用；模拟肺的外表用 75％酒精棉球或酒精纱布进行擦拭处理；呼气阀卸下用 75％酒精棉球轻轻擦拭后，送供应室高压灭菌后备用；一次性的呼吸机螺纹管、氧气面罩、一次性雾化吸入面罩和湿化器内过滤纸疗程结束后按感染性医疗废物收集处理；呼吸机内部传感器、压缩机和电路板是特殊电子零件，不能用水冲洗也不能用消毒液浸泡，以免损坏其性能，因而需在厂家售后人员指导下用75％的酒精棉球十分小心地轻轻擦干净。登记仪器使用本，然后再按原结构重新安装调试，呈备用状态。

3.专人负责

应专人保管，定期检修，呈备用状态。呼吸机在没有使用的情况下，每周应开机运作 1 小时，以防受潮，每周清洁呼吸机滤网，每月对整机进行清洁检测保养，经测试合格后方可使用。

（七）无创呼吸机

1.优点

①可间歇通气；②无需插管；③可应用不同通气方法；④能正常吞咽饮食和湿化；⑤容易脱机；⑥生理性加温和湿化气体。

2.适应证

①COPD；②ARDS；③Ⅰ型呼吸衰竭；④Ⅱ型呼吸衰竭；⑤手术后呼吸衰竭。

3.禁忌证

①自主呼吸微弱，昏迷患者；②不合作患者；③呼吸道分泌物多及合并其他脏器症状；④消化道出血者不宜使用。

4.操作注意事项

（1）使用时注意观察 T、R、BP、SpO_2 及神志变化，缺氧症状有否改善等。注意有无出现呕吐和误吸等不良反应。面罩压迫鼻梁，适当调整固定带松紧，口咽干燥适当加温及湿化，上呼吸道阻塞、肥胖和颈短的患者可置于侧卧位。

（2）根据病情调节呼吸机参数、潮气量、口鼻罩和鼻罩有无漏气。

（3）清醒患者每次进行无创通气时要进行解释，解除患者的恐惧感，同时指导患者与机器同步呼吸。

（4）使用无创正压通气达不到治疗效果或无效时，注意病情是否加重，对患者宣教措施有无落实，机器使用参数调节是否合理。

5.健康宣教

（1）首次使用：第一次使用呼吸机时，可能会感觉不适，属正常现象。做几次深呼吸，经过一段时间的自我调整，患者会逐渐适应这种新的感觉。

（2）起床：如果夜间需要起床，请取下面罩并关掉呼吸机。继续睡眠时，请重新戴好面罩并打开呼吸机。

（3）口部漏气：如果使用鼻面罩，治疗期间尽量保持嘴部闭合。口部漏气会导致疗效降低。如果口部漏气问题不能解决，则可以使用口鼻面罩或使用下颚带。

（4）面罩佩戴：面罩佩戴良好且舒适时，呼吸机的疗效最好。漏气会影响疗效，因此消除漏气非常重要。戴上面罩之前，清洗面部，除去面部过多的油脂，有助于更好地佩戴面罩且能延长面罩垫的寿命。

（5）干燥和鼻部刺激：使用过程中，可能会出现鼻部、口部和咽部干燥、打喷嚏、流鼻涕和鼻塞等现象，通常加上一个湿化器即可消除以上不适。

三、呼吸机的通气模式和监测

（一）通气模式

通气模式是指呼吸机在每一个呼吸周期中气流发生的特点，主要体现在吸气触发方式、吸－呼切换方式、潮气量大小和流速波形。目前临床上使用的通气模式很多，新的通气模式也在不断出现，本节只介绍几种最常用的通气模式。

1.控制通气（controlled mechanical ventilation，CMV）

不管患者自主呼吸如何，呼吸机均按预调的通气参数给予患者正压通气。即患者的呼吸频率和潮气量完全由呼吸机控制，是患者无自主呼吸或呼吸较弱时最基本最常用的支持通气方式。适应证：呼吸停止、神经肌肉疾患引起的通气不足、麻醉和手术过程中应用肌肉松弛药后。

2.辅助通气（assisted mechanical ventilation，AMV）

机械通气依靠患者自主吸气（压力感知或流量感知）触发，通气频率取决于患者的自主呼吸潮气量和预设值的大小。呼吸机工作与患者吸气同步，可减少患者做功。辅助/控制呼吸（A/C）可直接转换，当患者自主呼吸触发呼吸机时，进行辅助呼吸。但患者无自主呼吸或自主呼吸微弱不能触发呼吸机时，呼吸机自动切换到控制呼吸。适用于自主呼吸存在，但分钟通气量不足的患者。

3.间歇正压通气（intermittent positive pressure ventilation，IPPV）

不论患者自主呼吸如何，呼吸机均按预调的通气参数给予患者间歇正压通气。主要用于自主呼吸的患者。

4.同步间歇正压通气（synchronized intermittent positive pressure ventilation，SIPV）

与 IPPV 的区别在于由患者自主吸气触发呼吸机供给 IPPV 通气。

5.间歇指令通气（intermittent mandatory ventilation，IMV）和同步间歇指令通气（synchronized intermittent mandatory ventilation，SIMV）

IMV 是指呼吸机按预设的呼吸频率给予 CMV，除此之外，也允许患者进行自主呼吸，容易出现人机对抗。SIMV 弥补了这一缺陷，即呼吸机预设的呼吸频率由患者触发，若患者在预设的时间内没有出现吸气动作，则呼吸机按预设参数送气，增加了人机协调，在呼吸机提供的每次强制性通气之间允许患者进行自主呼吸，以达到锻炼呼吸肌的目的。这种通气模式用于一般撤机前的过渡准备。由于两通气模式包含了 CMV 的成分，可以定容（常用），也可以定压。

6.分钟指令通气（minute mandatory ventilation，MMV）

可解决 IMV 撤机过程的困难。对于自主呼吸不稳定者，IMV不能保证其获得恒定的通气；MMV 每分钟通气量恒定，可保证患者撤机过程的安全。当患者自主呼吸降低时，该系统会主动增加机械通气水平；相反，恢复自主能力的患者，在没有改变呼吸机参数的情况下会自动将通气水平越降越低。

7.呼吸末正压通气（positive end expiratory pressure，PEEP）

吸气由患者自发或呼吸机发生，而呼气终末借助于装在呼气端的限制气流活瓣（阻力阀）等装置，使呼吸末气道压力高于大气压。初次使用呼吸机时，一般不主张立即应用或设置 PEEP，因为有加重心脏负担、减少回心血量及心排量，易引起肺气压伤等可能，主要用于 ARDS 的患者，使其在呼气终末时，保持一定的肺内压，防止肺泡塌陷。使用时从低 PEEP 值开始逐渐增至最佳 PEEP 值。所谓最佳 PEEP 值，是指既能增加 PaO_2、功能残气量、肺的顺应性和减少肺内分流，又不影响心排血量，不产生气压伤的 PEEP 值。PEEP 和 CPAP 是用于辅助自主呼吸的正压模式，可以单独使用，也可以与 IMV/SIMV 联合使用。

8.持续气道正压通气（continuous positive air way pressure，CPAP）

患者通过按需活瓣快速、持续正压气流系统进行自主呼吸，正压气流＞吸气气流，呼气活瓣系统对呼出气流给予一定的阻力，使吸气期和呼气期气道压均高于大气压。呼吸机内装有灵敏的气道测量和调节系统，随时调整正压气流的流速。气道处于持续正压状态，可以防止肺和气道萎缩，改善肺顺应性，减少吸气阻力。主要用于呼吸中枢功能正常，具有较强自主呼吸能力的患者和撤机前。

9.压力支持通气（pressure support ventilation，PSV）

自主呼吸期间，患者吸气相一开始，呼吸机即开始送气并使气道内迅速上升到预置的压力值，并维持气道压在这一水平，以帮助克服阻力及扩张肺，减少患者的呼吸做功。每次通气均由患者触发，呼吸机给予支持，而呼吸频率和呼吸方式则由患者控制。主要用于有一定自主呼吸能力、呼吸中枢驱动稳定或要撤机的患者。

10.高频通气（high frequency ventilation，HFV）

通气频率超过正常呼吸频率 4 倍。成人＞60 次/分。

11.低频通气（low frequency ventilation，LFV）

维持分钟通气量（MV）不变，减慢呼吸频率（2～4 次/分），延长吸气时间（6～20 秒），增大潮气量（1500～2500 mL），行 IPPV，一般不采用。

12.反比通气（inverse ratio ventilation，IRV）

吸气时间长于呼气时间。I：E＝（1～4）：1，即 I/E 大于 1。由于吸气时间延长，导致气体在肺内停留时间长，类似 PEEP 作用，同时平均气道压上升，对心血管抑制增强，使气道伤增加。由于呼气时间短，使 CO_2 的排出可受影响，适用于肺硬化和肺纤维化患者。

13.间歇正负压通气（intermittent positive negative pressure ventilation，IPNPV）

吸气期为正压，呼气末为负压。

14.压力控制通气（pressure controlled ventilation，PCV）

预先设置气道压和吸气时间。吸气开始，气流速度很快进入肺，达到预置压力水平后，通过反馈系统使气流速度减慢，维持预置压力水平至吸气末，然后呼气。适用于 ARDS 和婴幼儿。

（二）通气功能的监测

1.潮气量（tidal volume，TV）

潮气量是患者每次呼吸所吸入的气体量。潮气量监测分为吸气潮气量和呼气潮气量。呼吸机可直接监测吸气和呼气潮气量，须与呼吸频率配合，以保证一定的分钟通气量。为了避免气压伤的发生，目前倾向于选择较小的潮气量，一般成人 8～15 mL/kg（平均 10 mL/kg），儿童 5～6 mL/kg。潮气量反映患者的通气功能，吸气潮气量与呼气潮气量的差异反映呼吸机或气管插管是否漏气。

2.分钟通气量（minute ventilation，MV）

分钟通气量是患者每分钟呼吸所吸入的气体量，为潮气量与呼吸频率的乘积（$MV = VT \times RR$）。每分钟通气量成人 $90 \sim 120$ mL/kg，儿童 $120 \sim 150$ mL/kg。分钟通气量的正常值为 $6 \sim 8$ L/min，其监测可反映患者的通气功能，并指导呼吸机调整，设置 MV 时，一般先确定 VT，间接设置 MV。

3.呼吸频率（respiratory rate，RR）

呼吸频率是患者每分钟的呼吸次数，正常呼吸频率为 $16 \sim 20$ 次/分。呼吸频率是呼吸机治疗最常用的参数，反映患者的通气功能及呼吸中枢的兴奋性，适当减少呼吸频率可以减少无效腔通气量，减少呼吸做功，有助于患者自主呼吸与呼吸机的协调。因此，使用呼吸机一般主张成人 $12 \sim 16$ 次/分，儿童 20 次/分，婴幼儿 30 次/分，新生儿 40 次/分。

4.动脉血 CO_2 分压

通过动脉血气分析，测定动脉血 CO_2 分压，可反映患者的通气功能状态，正常值为 $35 \sim 45$ mmHg。

5.吸/呼时间（I/E）

吸/呼时间是指吸、呼气时间各占呼吸周期中的比例，是重要的机械通气参数。其数值的设定主要依据是对患者呼吸病理生理学改变特点的分析。呼吸功能基本正常者，一般将 I/E 按 $1 : 1.5 \sim 1 : 2$ 调节。

（1）阻塞性通气障碍的患者：I：E 选择为 $1 : 2 \sim 1 : 2.5$，并配以慢频率，有利于 CO_2 气体排出。

（2）限制性通气障碍的患者：可增大 I/E，$1 : 1 \sim 1 : 1.5$。

（3）ARDS 的患者：用反比通气（I/E 大于 1，即吸气时间大于呼气时间），一般只在 PEEP 治疗无效的 ARDS 和重症哮喘时应用。

（三）换气功能的监测

1.动脉氧分压

动脉氧分压是反映肺换气功能的指标，正常值是在海平面、平静状态下，呼吸空气时高于 90 mmHg。动脉血氧分压的监测可指导呼吸机模式的选择和吸入氧浓度的调整。

2.血氧饱和度的监测

是一种无创性、连续的动脉氧饱和度监测方法。该方法是根据氧合血红蛋白与还原血红蛋白在两个不同波长的吸收不同的光亮而推算出 SpO_2。

3.吸入氧浓度（fraction of inspired oxygen，FiO_2）与吸入氧分压

吸入氧分压＝吸入氧浓度×（大气压－水蒸气）。调节 FiO_2 的原则是能使 PaO_2 维持在 7.98 kPa（60 mmHg）的前提下，尽量使用较低的 FiO_2，应根据 PaO_2 结果来调节 FiO_2。肺内病变轻者可以吸入 30%～40% 的氧，中度和重度病变者，可吸入 40%～60%的氧；在机械通气之初或存在低氧血症时可给予高浓度氧，甚至短时间内吸入 100%纯氧，但一般吸入纯氧时间不宜超过 30 分钟。70%以上 FiO_2 吸入不要超过 24 小时，以防氧中毒，如 FiO_2 已达 60%，而低氧血症仍不能改善，则不能盲目提高吸入氧浓度，可试用 PEEP 或延长吸气时间。低氧血症明显改善的患者，应将 FiO_2 一般设置在 40%左右。

（四）气道压力的监测

定容型呼吸机不需设置通气压力。对于定压型呼吸机通气压力与潮气量直接相关，设置通气压力阈值，应高于维持潮气量所需压力，吸气时压力为正压，一般成人为 15～20 cmH_2O，小儿 8～20 cmH_2O，呼气时压力迅速下降至 "0"。在某些情况下，肺水肿、ARDS 和广泛肺纤维化时，肺顺应性降低，需要适当提高吸气压力，才能达到满意的潮气量。气道压力过高可产生气道损伤，影响循环功能。增大潮气量、加快呼吸频率和吸入气流速度，以及使用 PEEP 时，均使平均气道压升高。如气道压力突然降低，可能是通气导管系统漏气。如突然升高可能是气道或呼吸机管路系统堵塞、肺顺应性下降和肌张力增高。

1.峰压力

呼吸机送气过程中最高压力，患者的吸气峰压一般为 15～20 cmH_2O，不宜超过 30～35 cmH_2O。

2.平台压力

为吸气末吸气和呼气阀均关闭，气流为零时的气道压力，接近肺泡峰值压力。

3.平均压力

为整个呼吸周期的平均气道压力，间接反映气道压力。

4.呼吸末压力

为呼气即将结束时的压力，等于大气压或呼气末正压。

（五）报警限

1.无呼吸报警

当过了预设时间（通常为10～20秒）而呼吸机未感知到呼吸时，无呼吸报警即启动，可能是呼吸机管路脱开、气道或管道阻塞、患者无呼吸努力等情况。

2.呼吸频率报警

当患者自主呼吸过快时，防止过度通气。

3.压力报警

上限为高于患者吸气峰压的 $5\sim10\ cmH_2O$，吸气峰压过高容易造成肺的气压伤，并对循环产生不良影响，下限为保证吸气的最低压力水平。

4.容量报警

当实际测得呼出的气体量少于或大于呼吸机的预设水平时报警，以设定的 VT 或 MV 上下 10％为上下报警限。容量报警主要为保障患者的通气量或潮气量而设置，对预防因漏气和脱机具有重要意义。

5.气源报警

呼吸机气源报警有吸入氧浓度 FiO_2 报警和氧气或空气压力不足报警，FiO_2 报警以设置 FiO_2 的上下 10％～20％为报警限。氧气或空气压力不足时通知中心供氧室调整或更换氧气瓶以确保供气压力。

四、人工气道管理

建立人工气道，及时、准确地应用机械通气，能迅速改善患者的缺氧状况，防止重要脏器的组织损害和功能障碍，是抢救呼吸衰竭患者的重要手段。气道护理的目的是维持气道通畅，保证肺通气和换气过程的顺利进行，改善缺氧状况，预防并发症的发生。

（一）保持人工气道的通畅

保持人工气道通畅最有效的方法是根据分泌物的颜色、量和黏稠度等情况，按需进行气管内吸痰。吸痰是利用机械吸引的方法，将呼吸道分泌物经口、鼻或人工气道吸除，以保持呼吸道通畅的一种治疗方法。

1.操作程序

（1）操作前准备：①取吸痰管时应戴无菌手套，使用一次性的无菌吸痰管和无菌生理盐水等；②吸痰前必须预充氧并消除呼吸机报警，接受机械通气的患者，可通过吸入纯氧3～5分钟达到预充氧的目的；③吸痰前，可向气道内注入生理盐水3～5 mL，或给予超声雾化吸入，进行稀释后再吸引；④调节负压：一般成人300～400 mmHg（0.04～0.053 MPa），儿童250～300 mmHg（0.033～0.04 MPa）；⑤吸少量生理盐水，检查导管是否通畅，同时润滑导管前端。左手脱开呼吸机，置于无菌纸上。

（2）吸痰手法：可按照送、提、转手法进行操作。①送：在左手不阻塞负压控制孔的前提下，或先反折吸痰管以阻断负压，右手持吸痰管，以轻柔的动作送至气道深部，最好送至左右支气管处，以吸取更深部的痰液。②提：在吸痰管逐渐退出的过程中，再打开负压吸痰，或左手阻塞吸痰管负压控制孔产生负压，右手向上提拉吸痰管，切忌反复上下提插。③转：注意右手边向上提拉时，边螺旋转动吸痰管，能更彻底地充分吸引各方向的痰液，抽吸时间断使用负压，可减少黏膜损伤，而且抽吸更为有效。

（3）吸痰后护理：①与呼吸机连接，吸入纯氧。②生理盐水冲洗吸痰管后关闭负压。③检查气管套管和气囊。④听诊。⑤安慰患者取舒适体位,擦净面部,必要时行口腔护理。⑥观察血氧饱和度变化,调节吸入氧浓度(FiO_2)。⑦整理用物、洗手和记录:吸痰前后面色、呼吸频率的改善情况,痰液的颜色、性质、黏稠度、痰量及口鼻黏膜有无损伤。

2.护理要点

(1)严格执行无菌操作:操作者左手为清洁,右手为无菌,吸痰过程中切忌污染。人工气道抽吸后,可使用同一吸痰管抽吸口、鼻和咽腔,但抽吸过口鼻咽腔后的吸痰管,绝不可再抽吸气管切开处。气管切开患者,每进入气管抽吸1次,均应更换吸痰管。吸引瓶须及时倾倒。

(2)手法正确:插管时不可使用负压,以免过度抽吸肺内气体,引起肺萎陷。切忌反复上下提插和吸痰管在一处长时间抽吸,以免损伤致气管黏膜,产生肺部感染或支气管痉挛等不良后果。吸痰时吸痰管不宜插入过浅,在气道内负压吸引的时间不应超过10~15秒,抽吸不必过于频繁,一次吸引不超过3次,避免损伤气管,必须反复吸引时,两次抽吸间隔3~5分钟。吸痰管每次退出后用生理盐水将接头和管道内的分泌物抽吸冲净,防止阻塞。

(3)动作轻柔:插入吸痰管过程中,如感到有阻力,应将吸痰管略微后退1~2 cm,以免引起支气管过度嵌顿和损伤。吸痰时遇有阻力时,应分析原因,不可强行操作。患者生命体征平稳,可变换体位和拍背等振动气管使痰液松动易于吸出。吸痰过程中,随时擦净患者面部污染物。

(4)按需吸痰:吸引频率应根据分泌物的量、黏稠度和抽吸情况决定,呼吸道被痰液堵塞、窒息,应立即吸痰。气道内分泌物的抽吸不应作为常规操作,当患者有气道分泌物潴留的表现时,如患者不安,脉搏和呼吸速率增加,人工通气管中可见黏液泡,肺部听诊可闻及痰鸣音,呼吸机最高气道压力增加或报警等才有抽吸的指征。过多的抽吸反而刺激黏膜,使分泌物增加。

(5)密切监测生命体征:抽吸期间应密切注意心电监测,一且出现心律失常，心率加快或 SpO_2 低于 90%，应立即停止抽吸，并球囊加压给纯氧，待病情稳定后再次行吸引。

（6）并发症的预防。

1）低氧血症：吸痰时，吸痰管插入气道，负压吸引抽吸将肺内的富氧气体吸出，从吸痰管周围卷入的气体是氧浓度较低的空气，结果容易导致低氧血症。吸痰前通过充分的预充氧，可提高机体内氧贮备是防治低氧血症的重要措施。还可利用 Y 形接管或三通管的侧孔吸痰，可使吸痰时不中断氧疗（不脱开呼吸机或氧疗系统）。

2）心律失常：主要与低氧血症引起心肌缺氧，或气道黏膜受刺激后导致迷走神经兴奋有关，吸痰导致的急性低氧血症多数患者往往表现为心动过速，重新吸入高浓度氧后，心率逐渐降低，少数患者表现为心动过缓。正确、轻柔的操作可减少心律失常的发生。边吸引边观察监护仪上心率和心律变化，若出现心率骤然下降或心律不齐，需暂停吸引，待缓解后再重复操作。

3）低血压：与迷走神经兴奋引起心动过缓有关，导致静脉回流和心搏出量明显减低。

4）肺不张：吸痰管直径过大或负压过大时易于发生，应选用粗细合适的吸痰管和适当负压。

5）气管出血：与吸痰方法不正确损伤气管黏膜和气囊未及时定期放气而长期压迫导致气管黏膜糜烂等有关，临床表现为血痰增多或在痰液中发现新鲜血液。避免深部长时间和大负压的抽吸，可有效减少气管黏膜损伤。

（二）保持人工气道的湿化

人工气道的建立使患者丧失了上呼吸道对气体的加温和加湿的作用，吸入干燥低温的气体未经过鼻咽腔易引起气管黏膜干燥和分泌物黏稠，造成分泌物潴留，发生肺不张，增加了肺部感染的机会。所以，必须保证人工气道充分的湿化。

1.补充液体

给予充足的液体摄入，保证全身液体量充足。

2.湿化方法

气道湿化的主要手段有加温湿化器、雾化器、气道内注入或滴入生理盐水。

（1）加温湿化器：患者在机械通气时使用。①温度：加温湿化器的温度应在 34 ℃～36 ℃为宜，经湿化的气体温度在 32 ℃～35 ℃，相对湿度应达到 100%。②溶质：加温湿化器罐内只加无菌蒸馏水或灭菌注射用水，并每日更换，禁用生理盐水或加入药物，因为溶质不蒸发，将在罐内形成沉淀。③湿化量：加温湿化器罐内的上下指示线内恰当加水，尤其要注意防止水蒸干造成仪器损坏；湿化量每日约 250～500 mL，如痰液稀薄而量多，咳嗽频繁，听诊痰鸣音多，造成患者烦躁不安，发绀加重，气道不畅需频繁吸引，即提示湿化过度。

（2）持续气道湿化：目前临床上病情稳定且处于脱机状态时，可使用输液泵或微量注射泵 24 小时滴注泵入 0.9%氯化钠溶液以达到自动、匀速、持续和充分湿化气道的目的。此方法不仅增加了护理安全性，减少交叉感染机会，而且具有以下优点：①药液滴入均匀，对气道刺激性小。几乎不引起刺激性咳嗽，增加患者舒适感；②持续湿化符合气道持续丢失水分的湿化生理要求，达到湿润气道黏膜，稀释痰液，保持黏膜纤毛正常运动，痰液自行咳出，从而减少吸痰次数及吸痰导致的气管黏膜损伤出血和低氧血症，同时分泌物引流通畅，减少肺部感染发生的机会；③持续保持呼吸道黏膜用药浓度，达到局部预防和治疗感染的目的；④减少护理人员的工作量，更重要的是提高了人工气道护理质量。使用时剪去针头部分，将无菌的头皮针细管注入气管套管内 3～5 cm，将外露的余管弯曲并用胶布固定，湿化液使用微泵持续推注，通常开始速度 4～6 mL/h，可根据室内温度和患者呼吸道分泌物的黏稠度调节流速，一般 5～8 mL/h，不超过 10 mL/h，以痰液稀薄易于吸出，患者无呛咳和呼吸平稳为宜，每 24 小时更换用物。

（3）间断性定时气道内湿化：用注射器（去掉针头）直接自

套管内滴入生理盐水 3~5 mL，每 30~60 分钟 1 次，能引起患者刺激性咳嗽，使湿化的痰液咳出。

（三）人工气道固定

1.经口气管内插管的固定

选用适当的牙垫，防止患者牙齿咬合时将导管咬扁。导管固定要牢靠，要先行将导管与牙垫固定，再将外露部分固定于颊部，避免导管上、下滑动损伤气道黏膜及滑入一侧支气管。

2.气管切开导管的固定

系带的松紧应以容纳一个手指为宜，注意不要打活结，以免自行松开而导致导管脱出。

（四）雾化吸入治疗

有些呼吸机本身有雾化装置，使药液雾化成 3~5 μm 的微粒，可达小支气管和肺泡发挥其药理作用。昏迷患者也可将雾化吸入的面罩直接置于气管切开造口处或固定于其口鼻部，每日 4~6 次，每次 10~20 分钟，患者清醒时嘱其深呼吸，尽量将气雾吸入下呼吸道。常用的药物有 β_2 受体激动剂和糖皮质激素等，以扩张支气管。更换药液前要清洗雾化罐，以免药液混淆。使用激素类药物雾化后，及时清洁口腔及面部。

五、呼吸机的撤离

（一）撤离的指征

进行机械通气的原发病得到有效控制，患者自主呼吸平稳能维持机体适当的通气，咳嗽和吞咽反射良好，血流动力学稳定，电解质紊乱已纠正，神志恢复正常；FiO_2 已降至 40% 以下；血气分析正常。

（二）撤离呼吸机的方法

1.快速撤机法

对病情较轻，使用人工呼吸机时间较短的患者，可试验性停机，给予低流量吸氧，如无明显异常可直接撤离呼吸机。

2.间断撤机法

定时进行呼吸机撤离，开始时间不宜长，可先在白天进行间歇辅助呼吸，停机时间根据病情从 15～20 分钟开始，随着患者耐受程度的提高，以后逐渐延长撤机时间，然后过渡到白天撤机，夜间辅助 1～2 天后直到完全撤机。逐渐停机过程中，如停机失败可再开机，待患者病情稳定、缓解后应积极撤机。

3.SIMV 撤机法

逐渐减少通气的次数，呼吸频率从 12 次/分逐渐减少至 4 次/分可停机改用导管内吸氧。

4.PSV 撤机法

早期可用较高的压力，随患者病情好转，压力逐渐减低，直至压力为零。目前临床较为常用，一般不出现人机对抗现象，且可以减轻患者呼吸肌疲劳，利于自主呼吸的恢复。

5.SIMV＋PSV 撤机法

既可减少通气次数，又可以改变支持压力的水平，效果也较好。

（三）撤离呼吸机的程序

1.撤机前准备

做好解释工作，消除患者心理上的不安和依赖；锻炼患者自主呼吸功能，训练有效咳嗽；根据患者的情况选择合适的撤离呼吸机方法，循序渐进，不可操之过急，逐渐提高患者的耐受程度，保证撤离呼吸机的成功；应密切观察脉搏、血压、呼吸及血气变化，如有缺氧、呼吸加速及血气变化，及时应用呼吸机并缩短间歇时间。

2.撤机

当患者具备完全撤离呼吸机的能力后，按以下 4 个步骤进行：①撤离呼吸机：关闭呼吸机开关，拔除电源插头，拔除气体接口；②气囊放气；③拔管（气管切开除外）；④吸氧。

3.撤离失败

在撤离呼吸机后，患者自主呼吸不能维持 24 小时以上者属于撤离失败；如患者出现呼吸节律不规则、呼吸频率加快或伴有心动过速及多汗时，亦应考虑撤离失败。

第三节 心肺复苏术

心肺复苏术（cardiopulmonary resuscitation，CPR）是针对心脏骤停的患者实施的一种以维持呼吸、循环功能为目的的一种最基本的人工救治操作方法，也是每一名医护人员必须掌握的常规操作技术。无论何种原因所致的心脏骤停，处理原则基本相同。首要任务就是尽快建立有效通气与有效循环，保证重要脏器及早恢复血供与氧供。根据心脏骤停发生的病因不同、地点不同、抢救环境与设备的不同，抢救的程序和方案可依现场具体情况灵活掌握。

一、心脏骤停

心脏骤停亦称心搏骤停，是指各种原因所致的心脏突然停止搏动，有效泵血功能消失，造成全身循环中断，呼吸停止和意识丧失，引起全身严重缺血、缺氧，是临床常见的急症。若不及时有效地抢救，机体各器官组织尤其是脑、心、肾等将发生一系列不可逆性的病理改变，最终导致死亡。一般认为，人的心搏暂停3秒钟可发生晕眩，暂停5秒钟可发生晕厥，超过10秒钟则发生抽搐和Adams-Stokes综合征，若心脏骤停5分钟以上，则可导致脑组织不可逆性损伤。

（一）心脏骤停的原因

1.心源性心脏骤停

常见原因有冠心病、先天性冠状动脉畸形、心肌病、心肌炎、心脏瓣膜病、先天性心脏病、电生理异常、血管性疾病、急性心包压塞、左心房黏液瘤、克山病、脂肪心、高血压性心脏病、Marfen综合征。其中最为常见的是冠心病中的急性心肌梗死。

2.非心源性心脏骤停

常见原因有严重电解质紊乱及酸碱平衡紊乱（如严重高血钾、严重低血钾、严重低血镁等）；药物中毒及过敏［如抗心律失常药（奎尼丁、普鲁卡因）、强心苷、青霉素及血清制品等］；电击、雷击或溺水；麻醉及手术意外。

（二）心脏骤停的心电图类型

根据心脏活动情况，心脏骤停可表现为心室颤动、心脏停搏及心电－机械分离等心电图类型，各种心电图虽在心电和心脏活动方面各有其特点，但共同的结果是心脏丧失有效收缩和排血功能，使血液循环停止而引起相同的临床表现。

1.心室颤动

又称室颤。心室肌发生极不规则的快速而又不协调的颤动，心电图表现为 QRS 波消失，代之以大小不等、形态各异的颤动波，频率为 200～400 次/分。

2.心脏停搏

又称心室静止。心房、心室肌完全失去电活动能力，心电图上房室均无激动波可见，呈一直线或偶见 P 波。

3.心电－机械分离

心电图可呈缓慢（20～30 次/分）、矮小、宽大畸形的心室自主心律，但无心搏出量。

（三）心脏骤停的临床表现与诊断

心脏骤停的诊断，主要依据以下症状或体征：

（1）意识突然丧失，伴或不伴抽搐。

（2）呼吸呈叹息样或停止。

（3）心搏及大动脉搏动消失，血压测不出。

（4）瞳孔散大，对光反射消失。

在所有临床表现中，最可靠而出现较早的临床征象是意识丧失伴大动脉搏动消失。大动脉搏动通常以颈动脉或股动脉为代表，一般触摸时间不要超过 10 秒，切勿依靠听诊器反复听诊或因寻找检测仪器而延误抢救。

其他表现如瞳孔散大虽是重要体征，但由于有其他因素可影响它的舒缩（如吞服大量有机磷杀虫剂等），因此不应单纯依靠瞳孔大小来作为诊断的唯一依据。一般来说，意识丧失和大动脉搏动消失两个征象存在，心脏骤停的诊断即可诊断，应立即进行抢救。

二、初级心肺复苏

一般在医院外或无现代化医疗设备的现场抢救可按目前国际通用的 ABCD 方案进行，CPR 中的 A、B、C、D 分别代表开放呼吸道（airway，A）、人工呼吸（breathing，B）、建立人工循环（circulation，C）、药物治疗（drug，D）。医院外急救以尽可能恢复心搏和呼吸为主要目标，切莫急于转送医院而贻误抢救时机；对于发生在医院内的心脏、呼吸骤停，在急救设施完备的情况下，则应按初级复苏（基本生命支持）、二期复苏（进一步的生命支持）、后期复苏（延续生命支持程序）给予正规化救治。复苏过程中的此三个阶段是依临床救治处理技术不同而人为划定的，三个阶段无论从复苏理论还是技术操作上都是密不可分、相互交叉的。本节着重阐述初级心肺复苏的操作要点。

初级心肺复苏是心脏骤停现场急救的最初抢救形式和最基本的常规操作技术，包括判断技能和支持/干预技术。其目的是尽快对被抢救者的重要器官供血、供氧，延长机体耐受死亡的时间，争取创造进一步生命支持的机会。2010 年美国心脏协会在国际权威《循环》杂志上颁布的最新心肺复苏与心血管急救指南 2010 中指出：强烈建议普通施救者仅做胸外按压的 CPR，弱化人工呼吸的作用，对普通目击者要求对 A—B—C 改变为 C—A—B，强调胸外心脏按压的重要性。

（一）呼救

无论在医院内或医院外，当发现患者无明显原因、诱因突然发生意识丧失伴抽搐，或可判定为心脏停止跳动时应立即呼救，以取得他人或同事的帮助。特别是在医院外及无抢救条件的基层诊所，应首先求助急救医疗服务体系（emergency medical service system，EMSS），尽快呼叫急救医护人员到场协助救治（国内统一电话：120）。

（二）摆放合适的体位

心脏骤停患者无论当时处于何种姿态或体位，都应迅速摆放为头、颈与躯干在同一个轴面的仰卧位，双臂自然置于躯干两侧以符合复苏操作的基本需要。对位于软垫床上的患者应在背部衬垫以硬木平板，其他情况下则应使其仰卧于平坦的地面上。对头颈部发生创伤或怀疑有损伤的患者在摆放体位时，应将头、肩、躯干作为整体同步翻转，并且只有在绝对必要时才进行移动。

（三）徒手胸外心脏按压术

徒手胸外心脏按压术为心脏骤停后建立人工血液循环的重要方法，既适合医院内又适合医院外，是心脏复苏抢救的基本方法。

1.基本操作法

急救者双手手指交叉（或伸直）重叠，以一手掌根（多用左手）放于被抢救者胸骨中下 1/3 处，确保手掌根部长轴与胸骨长轴一致，两肘关节伸直，上肢呈一直线，双肩正对双手，借助肩部及上半身力量垂直向下按压；要保证手掌根部的全部力量压在胸骨上，每次按压的方向必须与胸骨垂直（图 2-6）。为达到有效的按压，可根据体形大小增加或减少按压幅度，当胸骨下陷超过 5 cm 时，即突然放松压力，但手掌根部不离开胸壁，双手位置保持固定。一般按压频率应不少于 100 次/分，按压与放松间隔时间各占 50%，按压间断时间不应超过 5 秒。

2.徒手胸外心脏按压操作中常见的问题

（1）定位不准：固定于胸骨的掌根部定位不准确，易随按压移动出现错位，其结果是向下错位可使剑突受压，如果发生折断可以造成肝损伤或破裂；向上错位达不到建立有效循环效果；向两侧错位易发生肋骨或肋软骨骨折，引起血胸或气胸。

（2）姿势不准：抢救按压操作时术者手指同时贴于被抢救者的胸廓上、肘部弯曲或按压用力方向未与胸骨垂直，易导致无效操作乃至引起骨折。

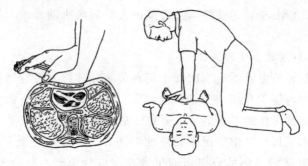

图 2-6　胸外心脏按压的手法及姿势

（3）用力不准：按压用力呈冲击式，使得操作既无效果又容易造成骨折。

（4）方法不准：按压放松时，手掌根亦随之提起，容易造成按压部位移位；或每次按压后放松压力未能完全解除，胸骨没有恢复到按压前的位置，胸廓不能充分松弛从而影响血液回流；或按压速度不匀称，时快时慢，也影响操作效果。

（5）频率不准：在实际 CPR 操作中，若按压频率达不到 100 次/分，可能影响脑及冠状动脉灌注压。

因此，平时需强化操作训练，尽量达到规定的基本要求。

3.胸外心脏按压合并症

（1）骨折：肋骨、胸骨、脊柱骨折、连枷胸。

（2）脏器撕裂：如肺、肝、腹部其他脏器，以及心脏撕裂或破裂。

（3）栓塞：肺或脑脂肪栓塞。

（4）其他：气胸、血胸。

4.胸外心脏按压禁忌证

（1）胸部严重挤压伤或多发性肋骨骨折。

（2）大面积肺栓塞。

（3）张力性气胸。

（四）开放气道

心脏骤停后由于患者意识丧失，会厌部肌肉松弛常致舌后坠或呼吸道分泌物、呕吐物、异物等阻塞气道，不能保证有效通气。即使有微弱自主呼吸者，也可由于吸气时气道内呈负压将舌、会厌或两者同时吸附到咽后壁造成气道阻塞。因此，开放气道是心肺复苏的先决条件。

首先要清除患者口中的异物或呕吐物，用指套或指缠纱布清除口腔中的液体分泌物；清除固体异物时，应以一手向下按压患者下颌被动张口，用另一手食指抠出异物。如果患者戴有义齿应取下，以防脱落阻塞气道。必要时可采用气管插管、口咽通气道、环甲膜穿刺术或气管切开等手段，以保证气道的通畅。现场徒手处理的主要方法如下：

1.仰头－抬颏法

应用此种方法对无颈部创伤患者解除舌后坠效果最佳，是复苏操作中采用最广泛、最安全、最有效的方法。术者一手置于患者前额，向后加压使头后仰，另一手的2、3指置于患者颏部，将颏上抬，抬高程度以患者唇齿未完全闭合为限。操作中勿用力压迫患者的下颌部软组织，否则有可能造成人为气道梗阻。

2.托颌法

术者位于患者头部的前方，双手放置在患者头部两侧的同一水平，将第2、3、4指放在患者下颌缘处，握紧下颌角，用力向前上方抬起下颌；同时，用双拇指推开患者口唇，用掌根部及腕部使头后仰。此方法若用于疑有头、颈部创伤患者应只采用托颌动作，而不配合使用仰头或转动的其他手法。

3.其他

还有仰头－抬颈法和舌－颌上举法。

（五）人工通气

人为使含氧气体被动进入患者或被抢救者肺泡的通气措施称为人工通气。依抢救现场条件不同，可采用口对口、口对鼻人工呼吸、口对面罩呼吸或呼吸机通气等方法。

1.简易口对口或口对鼻人工通气

(1) 口对口人工通气：确认呼吸道通畅后，术者用一手托起被抢救者下颌，另一只手的拇、示指捏住双侧鼻孔；先自行深吸气后，用口唇严密包盖被抢救者口部，再用适当的力量缓慢吹气；每次吹气应持续 2 秒以上，以可见被抢救者胸廓出现抬举动作为准（约700～1000 mL气体），详见图 2-7。吹气结束后，术者迅速将口唇移开，同时放松被抢救者的鼻孔以利于被动吐气。无论实施单人或双人 CPR 按压/通气比例均为 30：2；如抢救者只是实施人工呼吸而不行 CPR 操作，通气频率应为 10～12 次/分。通常进行 5 个完整的C—A—B后需重新评估患者的生命状态，如已恢复呼吸、心跳，应停止心肺复苏，如仍未恢复，继续进行抢救。

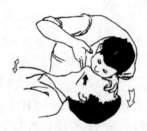

图 2-7 口对口人工呼吸

(2) 口对鼻人工通气：术者将一只手置于患者前额后推，同时用另一只手将被抢救者颏部上推，使上、下唇闭拢；深吸气后，以唇盖住被抢救者鼻孔，向鼻孔内吹气；呼气状态时将手放开，让被抢救者吸入的气体被动排出。此种方法适用于口周外伤或张口困难等情况。

2.口对面罩呼吸

用透明有单向阀门或有氧气接口的面罩，向患者肺内吹入气体或同时经氧气接口供给氧气。优点是闭合性好，通气效果好。

3.判定人工通气的有效标志

(1) 随被动人工呼吸运动可见胸廓规律有效起伏。

(2) 听到或感知被抢救者气道有气流呼出。

（3）人为吹入气体时可感到被抢救者气道阻力规律性升高。

（4）发绀状态缓解。

（六）心肺复苏有效的指标

（1）能触及到大动脉搏动或收缩压＞60 mmHg。

（2）口唇、指甲床及皮肤颜色由发绀转为红润。

（3）扩大的瞳孔逐渐回缩或出现睫毛反射。

（4）呼吸状态改善或出现自主呼吸。

（5）昏迷逐渐变浅或出现挣扎。

（七）终止心肺复苏操作的指标

（1）被抢救者自主呼吸及心搏已经恢复。

（2）复苏操作已达 30 分钟以上而患者仍呈深度昏迷，且自主呼吸、心跳一直未能恢复。

（3）心电图示波一直呈现直线。

三、复苏后处理

是指在初步 CPR 基本生命支持基础上，迅速采用必要的辅助设备及特殊技术来巩固、维持有效通气和血液循环的救治过程。在此过程中主要是通过心电监测及时识别致命性心律失常，通过电击除颤术或临时心脏起搏术，以及有针对性地使用各种抢救药物等多种措施将初级 CPR 恢复的自主循环改善为有效循环。使用不同手段或氧供，必要时以机械通气来维持或替代自主呼吸。

（一）快速给氧

心脏骤停或 CPR 操作时，由于心排血量降低、动脉与静脉间血氧浓度差下降、外周血氧释放障碍等因素均导致组织与重要器官缺氧。因此，及时纠正缺氧是复苏过程中最重要的环节之一，只要抢救现场有氧气装置，就应迅速、及时对被抢救者给予氧供。在复苏早期可通过各种便捷的手段或方法毫不迟疑地给予纯氧通气，高氧分压可以增加动脉血中氧的溶解度，进一步增加对机体的氧输送（心排血量×血氧浓度）。对已恢复自主呼吸者可将纯氧逐渐降为高浓度（40％～60％），待基本生命体征稳定后再逐渐降低给氧浓度。有条件时可根据血气分析结果或 pH 监测结果调整氧输送。

（二）应用辅助设备开放气道及维持供氧

1.S 型口咽导气管

由口咽导气管、口盖及口外通气管三部分组成，首先将口咽导气管的弯臂凹向上（即反向），从口唇间侧面插入，当术者自觉感到导气管的顶端抵达软腭后方时，翻转口咽导气管 180°（即正向），舌及舌根部即可被压于弯臂之下，从而有效防止舌后坠。同时，救护者可用口对 S 型导气管行人工通气，吹气时要首先被动关闭患者口鼻。

2.气管插管、气管切开术

详见本章第二节相关内容。

3.手控呼吸囊

手控呼吸囊是一种球囊－瓣式人工压力通气装置，由球囊与阀瓣组成，可与面罩、气管导管以及气道的其他通气装置连接，最常使用的方法是与面罩组合。在急救中使用球囊面罩组合方式可提供正压通气，一般球囊充气容量约为 1000～1600 mL，足以使肺充分膨胀，并且通过球囊后部导管可与供养装置连接。操作人员须位于患者头侧，将头部适当抬高，缓慢、均匀挤压球囊以供气，每次挤压时间一般不少于 2 秒。

4.人工机械辅助通气

机械辅助通气是一种辅助或替代肺通气的治疗方法，在心肺复苏救治中其作用是可以替代肺的通气功能，迅速改善机体氧供状态，提高复苏成功率。以往复苏抢救由于机械通气普及率低使其应用受到限制。近年来随着国民经济的发展及人们对急诊急救要求日趋增高，呼吸机等辅助抢救设备在临床越来越普及，从而使心肺复苏从原始性人工技术操作实现了向现代复苏技术的转变。

（三）电除颤

心脏骤停大约 60%～80% 是由于室颤所引起，及早除颤是决定患者能否存活的关键。在室颤发生 1 min 内除颤成功率最高，每延迟 1 分钟死亡率会增加 7%～10%，故有条件的应在 5 min 内完成除颤。成人胸外电除颤时应将已涂好导电膏或用盐水浸湿纱布包裹的电极板一端放在患者右胸侧锁骨下方，另一端放在左胸侧乳头内侧。电极板应与胸壁紧密接触，放电时术者及辅助人员应将身体离开病床。首次能量为 200 J，若未成功第 2 次除颤能量可增至 300 J，仍未成功时应立即进行第 3 次除颤，电量应设置为360 J。由于高能除颤心肌损伤较大，目前已有低能双向波除颤仪应用于临床，而且效果优于单向波除颤。开胸电除颤的能量应从5 J 开始，最大不得超过 50 J。现在国外在机场、大型超市等公共场所的醒目处常放置自动体外除颤器（AED），其特点是能对心律失常进行自动分析和除颤，操作简便，非医务人员经短时间训练也能独立完成操作。

（四）复苏给药途径与药物治疗

1.用药目的

提高心脏按压效果，激发心脏复跳，增强心肌收缩力；提高周围血管阻力，增加心肌血流灌注量和脑血流量；纠正酸中毒或电解质紊乱；降低除颤阈值，为除颤创造条件，防止室颤复发。

2.给药途径

可有中心静脉给药、外周静脉给药、心腔注射给药、气管内给药、经骨髓腔给药等多种方式。

3.常用药物

（1）肾上腺素：为肾上腺能 α 受体和 β 受体的兴奋剂，对两种受体几乎具有相同程度的作用。肾上腺素可以加速心率，中等程度地加强心肌收缩，并增强周围血管阻力。心脏骤停后，肾上腺素是第一个经静脉注射（或稀释后，由气管内注入）的药物，它有助于增加心肌和脑组织的血流量，并可以改变细室性颤动为粗室性颤动，以利电除颤。无论是室性颤动，心室停搏或心电—机械分离，均适用。剂量：0.1% 肾上腺素 0.5～1.0 mg，静注；如已作气管插管，可用 10 mL 等渗盐液稀释后经气管注入。5 min 后，可以重复。

（2）阿托品：为 M 胆碱受体阻断剂，用于心室停搏。它可以通过解除迷走神经张力作用，加速窦房率和改善房室传导。剂量：静脉滴注 1.0 mg，5 min 后可重复。亦可经气管注入。应注意的是，如心搏已恢复，心率又较快，就不宜用阿托品，特别是急性心肌梗死的病人。因加速心率，可以加重心肌缺血，扩大梗死面积。

（3）利多卡因：为人工合成酰胺类局部麻醉药，后发现其有起效迅速而较安全的抗心律失常作用，尤其是急性心肌梗死并发多发性室性早搏时的首选药，也是用于处理室性颤动的第一线药物。剂量：利多卡因 1～2 mg/kg 体重，静注，速度不宜超过 50 mg/min。也可由气管给药。紧接着可以静脉点滴维持，防止室颤复发，滴速为 2～4 mg/min。如室性早搏持续，可以每 10 min 加注 0.5 mg/kg 体重的利多卡因。

（4）碳酸氢钠：早期认为心搏骤停时由于严重酸中毒可以降低心肌收缩力、减低儿茶酚胺的生理效应，所以心肺复苏时应常规使用碳酸氢钠以纠正酸中毒。然而近年来人们认为心脏骤停早期酸中毒的主要原因是低血流灌注和二氧化碳潴留，因此通过调整通气量即可纠正。同时据临床资料统计证实，碳酸氢钠并没有增加复苏的成功率。此外它使氧合血红蛋白曲线左移，抑制氧的释出，而增多的 CO_2 却可自由进入心肌细胞和脑细胞，影响其功能的恢复。如果因使用剂量过大，还可引起碱中毒，增加复苏的困难，同时使所给儿茶酚胺类药物灭活。但如经过 CPR、电除颤等以后，血气分析发现有严重的代谢性酸中毒，此时可考虑用适量的碳酸氢钠，以纠正因乳酸积聚所致的酸中毒。剂量：1.0 mmol/kg 体重（如为 8.4％碳酸氢钠溶液，1 mmol＝1 mL，如为 5％的溶液，1 mL＝0.6 mmol），静脉滴注。

第四节　创伤急救技术

止血、包扎、固定、搬运是创伤急救的四项基本技术。实施现场创伤急救时，现场人员要本着救死扶伤的人道主义精神，在通知就近医院的同时，要沉着、迅速地开展现场急救工作。其原则是：先重后轻，先急后缓，先近后远，先复苏后固定，先止血后包扎，先救治后运送。

一、止血术

当病人受伤后失血量达到总血量的 20%（800 mL）以上时，可出现明显的临床症状；如果为大出血且出血量达到总血量 40%（1600 mL）以上时，就会出现生命危险。因此，争取时间采取有效的止血措施，对抢救伤员的生命具有非常重要的意义。

（一）适应证

外伤后所有出血的伤口均需止血。伤口的出血大致分为：①动脉出血：出血呈喷射状，色鲜红；②静脉出血：血流缓慢流出，色暗红；③毛细血管出血：出血呈点状或片状渗出，色鲜红。一般来说如较大动脉或大静脉出血，急救时先采用指压止血法，必要时应用止血带止血，对毛细血管、中小静脉和小动脉出血，现场一般采用加压包扎止血法。

（二）操作

1.用物

止血带（橡皮管或毛巾）、三角巾、无菌纱布、绷带。

2.止血分类

（1）指压止血法：指压止血法是一种简单有效的临时性止血方法，它是根据动脉的走向，在出血伤口的近心端，用手指压住动脉处，达到临时止血的目的。指压止血法适用于头部、颈部、四肢的动脉出血。

（2）加压包扎止血法：用消毒纱布或干净的毛巾、布块折叠成比伤口稍大的垫盖住伤口，再用绷带或折成条状布带或三角巾紧紧包扎，其松紧度以能达到止血目的为宜。此种止血方法，多用于静脉出血和毛细血管出血。当伤口在肘窝、腋窝、腘窝、腹股沟时，可在加垫后屈肢固定在躯干上加压包扎止血。加压包扎止血法适用于上下肢、肘、膝等部位的动脉出血，但有骨折或可疑骨折或关节脱位时，不宜使用此法。

（3）填塞止血法：主要用于较深部位出血时，单纯加压包扎效果欠佳时。用无菌敷料填入伤口内，外加大敷料加压包扎，如大腿根部、腋窝等处。

（4）止血带止血法：止血带止血法是快速有效的止血方法，但它只适用于不能用加压止血的四肢大动脉出血。方法是用橡皮管或布条缠绕伤口上方肌肉多的部位，其松紧度以摸不到远端动脉的搏动，伤口刚好止血为宜，过松无止血作用，过紧会影响血液循环，易损伤神经，造成肢体坏死。

3.注意事项

（1）使用止血带缚扎部位的原则是应扎在伤口的近心端，并尽量靠近伤口以减少缺血范围。

（2）缚扎时松紧度要适宜，以出血停止、远端摸不到动脉搏动为准，肢端应为苍白色。

（3）前臂和小腿一般不适用止血带，因其有动脉常走行于两骨之间，止血效果差。所以，应用止血带的部位实际上只能是大腿和上臂的中上1/3处（上臂扎止血带时，不可扎在下1/3处，以免损伤桡神经）。

（4）止血带下加衬垫，缚扎时先抬高伤肢，切忌用绳索、电线，甚至是铁丝等。

（5）上止血带的伤员，必须在明显的部位标明上止血带的部位和时间；上止血带的时间超过2小时，要每隔1小时放松1次，每次1~2分钟。为避免放松止血带时大量出血，放松期间可改用指压法临时止血。松解止血带时，要补充血容量，做好纠正休克的准备。

二、包扎术

包扎术是各种外伤中最常用、最重要、最基本的急救技术之一，其目的在于保护伤口，减少感染和再损伤；局部加压，帮助止血，亦可预防或减轻局部肿胀；固定敷料夹板，挟托受伤的肢体，减轻伤员痛苦，防止刺伤血管、神经等严重并发症。

（一）适应证

创伤经止血处理后，伤口均需作现场包扎，以达到减少污染，固定敷料和骨折，压迫止血等目的。

（二）操作

1.用物

三角巾、绷带、衣服、手绢、毛巾等材料。

2.包扎分类

（1）三角巾包扎法。

1）风帽式包扎法：将三角巾的底边向内折叠约两指宽，放置在前额眉上，顶角向后拉盖头顶，将两底边沿两耳上方往后拉至枕部下方，左右交叉压住顶角绕至前额打结固定（如图 2-8）。

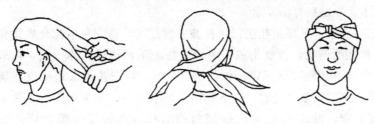

图 2-8　头部三角巾包扎法

2）眼部包扎法：包扎单眼时，将三角巾折叠成四指宽的带状，斜置于伤侧眼部，从伤侧耳下绕至枕后，经健侧耳上拉至前额与另一端交叉反折绕头一周，于健侧耳上端打结固定。包扎双眼时，将带状三角巾的中央置于枕部，两底角分别经耳下拉向眼部，在鼻梁处左右交叉各包一只眼，成"8"字形经两耳上方在枕部交叉后绕至下颌处打结固定。

3）胸部包扎法：将三角巾的顶角置于伤侧肩上，两底边在胸前横拉至背部打结固定，后再与顶角打结固定（如图 2-9）。

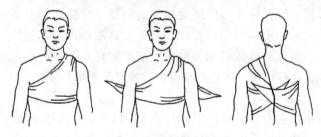

图 2-9　胸部包扎法

4）下腹部包扎法：将三角巾顶角朝下，底边横放腹部，两底角在腰后打结固定，顶角内两腿间拉至腰后与底角打结固定。

5）肩部包扎法：单肩包扎时，将三角巾折成燕尾巾，夹角朝上，向后的一角压住向前的角，放于伤侧肩部，燕尾底边绕上臂在腋前方打结固定，将燕尾两角分别经胸、背部拉到对侧腋下打结固定。包扎双肩时，则将三角巾折叠成两尾角等大的双燕尾巾，夹角朝上，对准颈后正中，左右双燕尾由前向后分别包绕肩部到腋下，在腋后打结固定。

6）手、足部包扎法：包扎膝、肘部时，将三角巾扎叠成比伤口稍宽的带状，斜放伤肢，两端压住上下两边绕肢体一周，在肢体内侧或外侧打结固定。包扎手、足时，将三角巾底边横放在腕（踝）部，手掌（足底）向下放在三角巾中央，将顶角反折盖住手（足）背，两底角交叉压住顶角绕肢体一圈，反折顶角后打结固定。

（2）绷带包扎法。

1）环形包扎法：在包扎原处环形重叠缠绕，每周完全覆盖前一周，常用于包扎的起始和终止、肢体粗细相等的部位（如图 2-10）。

2）蛇形包扎法：斜行环绕缠绕，每周互不遮盖。常用于临时简单固定夹板或需由一处迅速伸至另一处时（如图 2-11）。

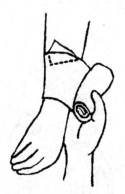

图 2-10　环形包扎法

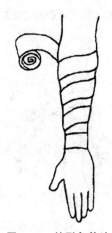

图 2-11　蛇形包扎法

3）螺旋形包扎法：螺旋状缠绕，每周均覆盖上周的 1/3～1/2 左右。常用于粗细相近部位，如上臂、大腿、躯干、手指处（如图 2-12）。

4）螺旋反折形包扎法：先做螺旋状缠绕，待到渐粗的地方每周把绷带反折一下，盖住前圈的 1/3～2/3。常用于包扎粗细不一致的小腿和前臂（如图 2-13）。

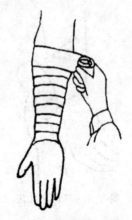

图 2-12　螺旋形包扎法

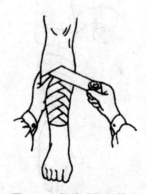

图 2-13　螺旋反折包扎法

5）8 字形包扎法：于关节处固定环绕后，按"8"字书写路径包扎，交叉缠绕。常用于包扎肘、膝关节、腹股沟或肩、手掌、足跟等处（如图 2-14）。

6）回返包扎法：从顶端正中开始，来回向两侧翻转绷带，回反覆盖前次的 1/3～1/2，直至顶端包没为止。常用于头顶和残肢端的包扎。

3.注意事项

（1）充分暴露伤口再进行包扎。

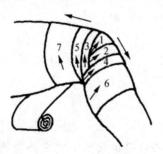

图 2-14 "8" 字形包扎法

（2）连衣包扎容易造成污染，除特殊紧急情况下，应尽量避免采用连衣包扎。脱衣时，应先脱健侧，后脱伤侧；若两侧均受伤，应先脱轻伤侧，后脱重伤侧；若两侧均受重伤，则禁止脱衣，可用开窗术（剪开伤口部位衣服的 3 个边，翻开衣服暴露伤口）。覆盖膨出脑组织、脱出内脏的敷料，应用等渗盐水浸透，以免粘连，造成脑组织或肠浆膜的损伤。

（3）初次处理伤口时，不能用污染物品直接接触伤口，以免加重伤口感染；不可用未消毒的水冲洗伤口，以免把表面的污物冲入伤口深部，造成感染。伤口表面禁用碘酊涂擦，以免引起剧烈疼痛甚至休克。

三、固定术

固定术用于骨折或骨关节损伤，以减轻疼痛，避免骨折片损伤血管、神经等，并能防止休克，更便于伤员的搬运。对开放性软组织损伤应先止血，再包扎。对疑有骨折的伤员，都应按骨折处理。

（一）适应证

适用于四肢骨折、脊柱骨折、骨盆骨折等。固定的目的在于限制骨折部位的活动，从而减轻疼痛，避免骨折断端相互摩擦而损伤血管、神经和重要脏器，便于伤员的搬运。

（二）操作

1.用物

夹板、颈托、固定器；没有夹板时可用健侧肢体、树枝等代替。

2.固定方法

（1）锁骨骨折的固定方法：让病人坐直挺胸，在伤者两腋下垫棉垫，将两条指宽的带状三角巾分别环绕两个肩关节，于肩部打结；再分别将三角巾的底角拉紧，在两肩过度后张的情况下，在背部将底角拉紧打结。

（2）前臂骨折的固定方法：可把两块夹板分别置放在前臂的掌侧和背侧，可在伤员患侧掌心放一团棉花，让伤员握住掌侧夹板的一端，使腕关节稍向背屈，然后固定，再用三角巾将前臂悬挂于胸前。无夹板时，可将伤侧前臂屈曲，手端略高，用三角巾悬挂于胸前，再用一条三角巾将伤臂固定于胸前（如图2-15）。

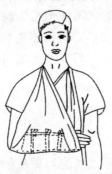

图 2-15　前臂骨折夹板固定法

（3）上臂骨折的固定方法：可将伤肢屈曲贴在胸前，在伤臂外侧放一块夹板，垫好后用两条布带将骨折上下两端固定并吊于胸前，然后用三角巾（或布带）将上臂固定在胸部。无夹板时，可将上臂自然下垂三角巾固定在胸侧，用另一条三角巾将前臂挂在胸前；亦可先将前臂吊挂在胸前，用另一三角巾将上臂固定在胸部。

（4）小腿骨折的固定方法：将夹板置于小腿外侧，其长度应从大腿中段到脚跟，在膝、踝关节垫好后用绷带分段固定，再将两下肢并拢上下固定，并在脚部用"8"字形绷带固定，使脚掌与小腿成直角。无夹板时，可将两下肢并列对齐，在膝、踝部垫好后用绷带分段将两腿固定，再"8"字形绷带固定脚部，使脚掌与小腿成直角。

（5）大腿骨折的固定方法：将夹板置于伤肢外侧，其长度应从腋下至脚跟，两下肢并列对齐，垫好膝、踝关节后用绷带分段固定。用"8"字形绷带固定脚部，使脚掌与小腿成直角。无夹板时亦可用健肢固定法。

（6）脊椎骨折的固定方法：脊椎骨折抢救过程中，最重要的是防止脊椎弯曲和扭转，不得用软担架和徒手搬运。如有脑脊液流出的开放性骨折，应先加压包扎。固定时，由4～6人用手分别扶托伤员的头、肩、背、臀、下肢，动作一致将伤员抬到硬木板上。颈椎骨折时，伤员应仰卧，尽快给伤员上颈托，无颈托时可用沙袋或衣服填塞头、颈部两侧，防止头左右摇晃，再用布条固定。胸椎骨折时应平卧，腰椎骨折时应俯卧于硬木板上，用衣服等垫塞颈、腰部，用布条将伤员固定在木板上（如图2-16）。

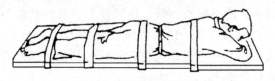

图2-16 脊椎骨折固定法

（三）注意事项

（1）如有休克，应先抗休克处理；有伤口和出血，应先止血，后包扎，然后再固定。

（2）开放性骨折骨断端外露时，不可将断端送入伤口内，以免造成感染。

（3）夹板长度必须超过骨折的上、下两个关节，且固定时除关节部位上下端外，还要固定上下两关节。

（4）夹板不可与皮肤直接接触，应先垫棉花或其他柔软织物，且应在夹板两端、骨隆突出部位、悬空部位加厚衬垫，以防止受压或固定不妥。

（5）松紧应适度，以免影响血液循环。固定时，指（趾）端露出，以便随时观察末梢血液循环情况，如发现异常，如指（趾）端苍白、发冷、麻木、疼痛、水肿或青紫，应松开重新固定。

（6）避免不必要的搬动，不可强制患者进行各种活动。

四、搬运术

病人在现场进行初步急救处理和随后送往医院的过程中，必须经过转运这一重要环节。搬运的目的是为了及时、迅速、安全地转运伤员至安全地带，防止再次受伤。使用正确的搬运方法是急救成功的首要环节。现场搬运多为徒手搬运，也可使用一些搬运工具，常用搬运工具有床板、梯子、担架，或用绳子和两根木棍制成临时担架等。

（一）徒手搬运法

1.单人搬运

由一个人进行，可用扶持、背负、侧身匍匐、抱持等方法。

（1）抱法：适于年幼伤病、体轻没有骨折且伤势不重者，是短距离搬运的最佳方法。搬运者蹲在伤病者的一侧，面向伤员，一只手托其背部，一手托其大腿，然后轻轻抱起伤病者。如有脊柱或大腿骨折禁用此法。

（2）搀扶法：适宜清醒且没有骨折，伤势不重，能自己行走的伤病者。救护者站在伤病者身旁，将其一侧上肢绕过救护者颈部，用手抓住伤病者的手，另一只手绕到伤病者背后，搀扶行走。

（3）背负法：适用老幼、体轻、清醒的伤病者。救护者背向伤病者蹲下，让伤员将双臂从救护员肩上伸到胸前，两手紧握。救护员抓住伤病者的大腿，慢慢站起来。上、下肢，脊柱骨折不能用此法。

(4) 侧身匍匐法：根据伤员的受伤部位，采用左匍匐法或右匍匐法。搬运时，使伤员的伤部向上，将伤员腰部置于搬运者的大腿上，并使伤员的躯干紧靠在搬运者胸前，使伤员的头部和上肢不与地面接触。

2.双人搬运法

(1) 轿杠法：适用清醒伤病者。两名救护者面对面各自用右手握住自己的左手腕，再用左手握住对方右手腕，然后，蹲下让伤病者将两上肢分别放到两名救护者的颈后，再坐到相互握紧的手上。两名救护者同时站起，行走时同时迈出外侧的腿，保持步调一致。

(2) 拉车法：适于意识不清的伤病者，将伤病者移至椅子、担架或在狭窄地方搬运时。方法为：两名救护者，一人站在伤病者的背后将两手从伤病者腋下插入，把伤病者两前臂交叉于胸前，再抓住伤病者的手腕，把伤病者抱在怀里，另一人反身站在伤病者两腿中间将伤病者两腿抬起，两名救护者一前一后地行走。

3.三人或四人搬运法

三人或四人平托式，适用于脊柱骨折的伤者。

(1) 三人同侧搬运：由三名救护者站在伤病者的一侧，并排同时单膝跪地，分别抱住伤病者肩、后背、臀、膝部，然后同时站立抬起伤病者。

(2) 四人异侧搬运：由三名救护者站在伤病者的一侧，分别在头、腰、膝部，第四名救护者位于伤病者的另一侧，四名救护员同时单膝跪地并分别抱住伤病者颈、肩、后背、臀、膝部，再同时站立抬起伤病者。

(二) 担架搬运法

为创伤急救搬运伤病员常用方法之一。担架搬运时应注意：

(1) 对不同的伤病员应有不同的体位：一般伤员多采用平卧位，对腹部内脏脱出的伤员应取双下肢屈曲仰卧位，昏迷或有呕吐窒息危险的伤员应取侧卧或仰卧头转向一侧。

(2) 注意保暖，扣好安全带，防止担架摇晃时滑脱。

（3）搬运时保持平稳，上下楼梯时尽量保持水平状态。

（4）担架上车后应予以固定，取足前头后位。

第五节　多功能监护仪的使用

多功能监护仪是临床常见的用于疾病诊断和监测的医疗仪器，可连续监测心电图（electrocardiograph，ECG）、呼吸（RESP）、无创血压（non-invasive blood pressure，NIBP）、血氧饱和度（SpO_2）和脉搏（P）等重要参数。

多功能监护仪除能显示各参数的监测情况外，还有报警装置信息储存、回放及传输，对心律失常进行自动分析，并且通过中央监护系统将病区多台监护仪联网，可以同时监测多个患者。因此多功能监护仪可以将急危重患者的信息及时、准确地向医护人员报告，使医护人员随时监测到患者的病情变化，为临床诊断及救治提供重要的参考指标，是 ICU 必备的监测仪器之一。

一、适应证

各种危急重症患者和抢救患者的监护；手术中或手术后患者的监护；心脏起搏器植入术前、后的患者心率的监护及起搏效果的观察。

二、操作程序

（一）评估患者

1.全身情况

患者的年龄、病情、意识状态和生命体征等情况。

2.局部情况

患者胸前区皮肤和指（趾）甲的情况。

3.心理状态

患者有无紧张、焦虑和恐惧等心理反应。

4.健康知识

清醒患者能够说出使用多功能监护仪的目的、方法、注意事项及配合要点。

（二）操作准备

1.操作者准备

衣帽整洁，洗手。了解患者病情及使用监护仪的目的和操作方法。

2.患者准备

（1）患者及家属了解使用监护仪的目的、方法、注意事项及配合要点，愿意接受和配合。

（2）根据病情，患者可采取平卧位、半卧位或侧位，感觉舒适。

（3）清洁放电极片部位的皮肤，有胸毛者应剃除以尽可能降低皮肤电阻。

（4）清洁指甲，选择合适的指甲，避开外伤、瘫痪、涂指甲油的手指或足趾。

3.用物准备

多功能监护仪一台，心电、血压、SpO_2导联线、血压袖带、SpO_2探头、电极片数片（3～5个）、生理盐水棉球或纱布、75％酒精和重症监护记录单。

4.环境准备

室内温度和湿度适宜，环境安静、整洁，光线充足。无电磁波干扰。

（三）操作步骤

1.核对患者

携用物到患者床旁，核对床号和姓名。做好使用监护仪的解释和安慰工作，以取得患者的合作。

2.接通电源

心电监护仪电源插头插入外部交流电源插座。如有心电监护仪显示屏电源插座也应一并插入。

3.仪器自检

开启心电监护仪的电源开关（power on 或 on/off），待仪器自检后，自动进入主屏。

4.皮肤准备

暴露胸部，用纱布沾 75% 酒精清洁放置电极片部位的皮肤，待干，确保电极与皮肤的紧密接触。

5.安放电极，监测 ECG

贴附心电电极片，将电极片连接至心电导联线上。电极片贴于患者胸部正确位置，注意避开伤口、除颤部位、骨骼以及患有皮疹皮炎处。选择模拟导联，一般选用胸前综合导联，该导联记录的心电图图形比较清晰，受肢体活动干扰少，确认心电波形及心率数值正常。临床上心电监护仪的导联装置由 3 导联装置和 5 导联装置两种。

（1）3 导联电极安放部位：①正极放在 ECG V_5 或 V_6 位置，负极放右锁骨中点外下方，地线 N 放 V_{5R} 或 V_{6R} 位置，ECG 波形类似标准Ⅱ导联；②RA 放右锁骨中点外下方，LA 放在左锁骨中点外下方，地线 N 放 V_{5R} 或 V_{6R} 位置，ECG 波形类似标准Ⅰ导联。

（2）5 导联电极安放部位：较常用的美国标准，放置名称和位置（表 2-4）。

表 2-4 多参数监护仪 5 导联名称和安放部位

导联名称	电极位置	颜色
RA	右锁骨下窝（右锁骨中点外下方）	白色
LA	左锁骨下窝（左锁骨中点外下方）	黑色
LL	左肋缘下（左腹部外侧）	红色
RL	右肋缘下（右腹部外侧）	绿色
V	胸骨右缘第 4 肋（多选 V_1 或 V_5 位置，也可根据心肌缺血的部位选择）	棕色

6.监测血压

将袖带平整缠于上臂中部，距肘窝 2～3 cm，松紧适宜，缠绕要求与水银血压计袖带的相同。维持患者用于测血压的肢体与心脏在同一水平位置，按 START 键即可进行一次手动测量，确认血压数值正确。

7.监测脉搏血氧饱和度

将血氧饱和度探头夹于患者手指，将氧饱和度电极有光源一面置于患者的指（趾）甲背面，确认血氧饱和度波形和数值正常。

8.主屏设置调节参数

进入监护仪设置，选择患者类型（默认为成人）及监护类型（标准和外科等）。输入患者资料，分别调节 ECG、SpO_2、R 和 NIBP 等参数及相关信息。

（1）旋转调节纽至 ECG 界面：选择导联（多选 P 波显示较好的标准导联 II，QRS 振幅应 >0.5 mV，以能触发心率计 0）；调节振幅多选 1 mV；根据病情设置心率报警上下限（通常上限 120 次/分，下限 50 次/分）；调节 QRS 音量，夜间可关闭，以免影响患者休息；根据病情打开或关闭 ST 段分析，关闭 ECG 界面。

（2）旋转调节纽至 SpO_2：显示 SpO_2 界面，设置 SpO_2 报警下限（$<96\%$）。早产儿应设置 SpO_2 报警上限 90%，因为高氧水平会使早产儿发生晶状体后纤维增生症，导致终生失明。

（3）旋转调节纽至 NIBP：显示 NIBP 界面，选择自动或手动测量模式，若设置无创血压自动测量，则在所设置的时间点，监护仪会自动对袖带充气和放气进行测量。自动模式应选择测量间隔时间如每 15 分钟，根据病情设置收缩压和舒张压的报警上下限。

（4）旋转调节纽至呼吸界面：设置呼吸报警上下限，通常为 30 次/分和 8 次/分。

（5）报警设置：确保 ECG、SpO_2、R 和 NIBP 报警均处于 "ALARMON" 状态，并调整合适的报警音量。

9.开始监护

设置完毕，返回主屏界面，监护仪自动开始监护。

10.固定导线

对躁动患者，应固定整理好电极和导线，避免电极脱落以及导线折叠缠绕。

11.健康指导

根据病情协助患者取合适卧位，为患者扣好衣服，盖好被子。清醒患者询问感受，向患者和家属交代注意事项。

12.用物处理

洗手，整理用物，垃圾按要求分类处理。

13.观察记录

观察心率、心律、心电图波形、脉搏、血氧饱和度和血压等，并及时记录于重症监护记录单上，发现异常及时处理。

14.停止监护

病情好转，根据医嘱停止监护，向患者说明，取得合作后关机。应先取下心电导联线及电极片、SpO_2 探头和血压袖带，清洁患者皮肤，再关闭电源开关，拔出电源插头。清洁消毒仪器，有序放置相关附件，放置于指定地点，备用。

三、心电监测的常见故障

（一）心电图波形模糊不清

多因电极与皮肤接触不良，如电极粘贴不牢或脱落、导电膏干燥、皮肤处理不好、导联线连接有松动或断裂等。

（二）基线漂移

多为患者活动、电极固定不良或腹式呼吸的影响。

（三）ECG 振幅低

多为正、负电极距离太近或者两个电极之一恰好放在心肌梗死部位相应的体表。

（四）严重的肌电干扰（细颤波）

多为电极放于胸壁肌肉丰富部位或患者寒战。

（五）直流转换不良

多为导联线与主机连接处肮脏；电线或导联有断裂；监护仪的开关接触不良。

（六）严重的交流电干扰（粗颤波）

多与地线未被安全连接有关，如其他医疗器械的地线和监护仪地线连接在一起，任何室内的线路（诸如电用加热器、电毛毯、收音机、电视和手机等）与患者电线接近。

四、护理要点

调整有实际意义的报警界限，不能关闭报警声音。密切观察记录心率（律）、心电图波形、SpO_2 和血压情况，及时、正确处理报警、排除故障干扰及异常监测值，发现异常时即时通知医师。

（一）ECG 监测

（1）为获得清晰的心电图，应避免各种干扰。

（2）导联线应正确连接，否则 ECG 监护功能将失效。

（3）将用来作呼吸信号提取的两个极板 RA 和 LL 在胸廓上的左右位置，分开来一定距离，以免呼吸信号微弱，无法正确进行呼吸计数。

（4）监护仪胸前综合导联所描记的 ECG 监测不能替代常规的心电图检查，因为，其是模拟导联不能按常规心电图的标准去分析 ST-T 改变和 QRS 波形形态。

（二）NIBP 监测

（1）启动测压键前一定要系好袖带，否则在无袖带状态下充气，易损坏气泵。

（2）需要密切监测血压者，每 2 h 更换袖带部位，避免皮肤损伤，袖带定期清洁消毒。

（3）充、放气时间不能过频，以免影响远端肢体的灌注。

（4）定期用水银血压计校对，若在正确的测量方法下对监测的数值产生怀疑时，应更换其他测量方法。

（三）SpO_2 监测

长时间将 SpO_2 传感器放在一个手指上，可能使局部皮肤变红、起疱，还可能引起局部坏死，影响血液循环及测量精确度，应每隔 2 小时观察测量部位的末梢循环情况和皮肤情况，并更换传感器的安放部位。

（四）安置电极片

（1）贴电极片前应先清洁局部皮肤，使其脱脂干净尽可能降低皮肤电阻，电极片与皮肤应紧贴、平整。

（2）为了除颤时放置电极板，应留出易于暴露心前区的部位。

（3）为患者翻身时注意勿将电极拉脱。

（4）定期观察患者粘贴电极片处的皮肤，连续监测 72 小时需更换电极片和电极片的位置，以防过久的刺激皮肤，若对电极片有过敏迹象，则每天更换电极片或改变电极片位置。

（5）嘱患者不要自行移动或摘除电极片，避免在监测仪的附近使用手机，以免干扰监测波形。

五、仪器的维护与保养

（一）使用中的监护仪

避免频繁开关机器，监护仪上不放任何物品，保持外观清洁。执行仪器使用规范，应防止外力敲打血氧饱和度探头和拉扯心电导联线。登记使用情况。

（二）监护仪的终末消毒

用软布去除机器表面的污迹和尘埃，显示器可用软布蘸清水擦拭，血压袖带用紫外线照射 30 分钟或 1000 mg/L 有效氯消毒剂浸泡消毒 30 分钟，清水冲洗晾干备用。各种电缆导联线不裸露，应用 75％乙醇擦拭终末消毒后用橡皮筋分别卷扎固定于监护仪上，外罩布制的监护仪保护套，妥善放置，减少附件损耗。

（三）专人负责

专人定期（每周）清洁及消毒心电导联线等附件，监测监护仪启动正常，仪器报警有效，处于备用状态。功能异常的监护仪，须与备用仪器分开放置，外挂"坏"的专用标识，专人负责报修、检查并记录，与专业维修人员取得联系，切勿擅自打开机盖或机壳自行调换设备附件。每月对整机进行清洁检测保养。

第六节 电除颤仪的使用

电除颤仪是应用电击来抢救和治疗心律失常的一种医疗电子设备。自其问世以来，因其大大提高了心搏骤停患者的抢救成功率而成为非常重要的抢救仪器。临床上分为非同步电复律（又称为心脏电除颤）和同步电复律。

一、适应证

（一）非同步电复律

心室颤动（ventricular fibrillation，VF）；心室扑动；快速室性心动过速伴血流动力学紊乱，QRS波增宽不能与T波区别者。

（二）同步电复律

新近发生的心房扑动或心房颤动，在去除诱因或使用抗心律失常药物后不能恢复窦性心律者；室上性心动过速，非洋地黄中毒引起，并对迷走神经刺激或抗心律失常治疗无效；室性心动过速，抗心律失常治疗无效或伴有血流动力学紊乱者。

二、禁忌证

缓慢心律失常伴病态窦房结综合征（sick sinus syndrome，SSS）的异位性快速心律失常；洋地黄过量引起的心律失常（除心室颤动外）；严重低血钾；心房颤动持续一年以上，长期心室率不快，心脏（尤其是左心房大于47 mm）明显增大、心房内有新鲜血栓形成或近3个月有栓塞史；病史多年，伴有高度或完全性房室传导阻滞的心房颤动、心房扑动和房性心动过速；不能耐受转复后长期抗心律失常药物的治疗者。

三、操作程序

（一）评估患者

1.全身情况

电复律术首先用于心室颤动，应重点评估患者的生命体征，测体温（T）、呼吸（R）、脉搏（P）和血压（BP），有条件者进行心电监护，监测心电图和血压，ECG心律失常类型和是否有室颤波。

2.局部情况

包括患者胸部皮肤有无炎症和损伤，贴放心电监测的电极片时，注意避开除颤部位。

3.心理状态

清醒患者，评估患者有无紧张、焦虑和恐惧等情绪及对电复律的态度。

4.健康知识

评估清醒患者对所患心律失常防治相关知识的了解情况。

（二）操作准备

1.操作者准备

衣帽整洁，戴口罩，摘下手表及身上金属饰品。洗手后保持干燥，必要时可戴橡胶手套绝缘。向患者和家属介绍电复律术的目的、过程及可能出现的不适感，以取得配合。

2.患者准备

患者家属应了解电复律术的目的、过程及可能出现的不适感，愿意接受和配合，签署知情同意书。患者卧硬板床，松开衣领和裤带，去除身上金属物品，有义齿者取下。术前给予充分吸氧，建立静脉输液通路，做12导联心电图，去除患者身上（除心电监护仪以外）其他医疗仪器，注意保暖。

3.同步电复律的特殊准备

心房颤动患者应先进行抗凝治疗。使用维持量洋地黄类药物的心房颤动患者，遵医嘱复律前停用洋地黄药物 24～48 小时，并给予改善心功能、纠正低钾血症和酸中毒药物。复律前1～2天口服奎宁丁0.2 g，每6小时1次，预防转复后心律失常再发或其他心律失常的发生。服药前做心电图，观察QRS波时限及QT间期的变化。复律术当天术前4小时禁食，排空膀胱。

4.用物准备

电除颤仪、导电糊（膏）、生理盐水浸湿的纱布垫、地西泮、心电监护仪、呼吸机、抢救物品和药品。电源：单相220 V三线，带单独接地线，频率50 Hz。电池供电：机内12 V，12 AH。检查电源接地是否良好，所有的电缆是否正确连接，有无裸露和破损等。

5.环境准备

室内温度不低于18℃，相对湿度适宜，环境安静、整洁，光线充足。

（三）实施步骤

1.同步电复律的使用方法

（1）核对患者，向家属说明病情及除颤注意事项，对清醒患者给予解释，以取得合作。

（2）患者平卧于绝缘的木板床上，充分暴露胸壁，清洁并擦干电击处的皮肤。

（3）连接除颤仪导线，接通电源，打开除颤器开关，选择R波较高耸的导联，进行示波观察。

（4）将除颤仪设置为同步状态，同步电除颤按下"sync"键。

（5）遵医嘱用地西泮0.3～0.5 mg/kg缓慢静注予以麻醉，达到患者睫毛反射开始消失的深度，麻醉过程中严密观察患者呼吸。

（6）选择能量：按下"energy select"键，选择所需功率——室性心动过速（除颤能量为100～200 J），阵发性室上性心动过速（除颤能量为100～150 J），心房扑动（除颤能量较小，为50～100 J），心房颤动（除颤能量为150～200 J）。

（7）充电：按下"charge"键，充电完毕后红灯亮。

（8）放置电极板：将两块电极板用8～12层生理盐水浸润的

纱布包裹或均匀涂满导电糊，前-侧位，正极侧电极板（APEX）放于左侧平乳头腋中线第 5 肋间（心尖部），负极前电极板（STERUM）放于胸骨右缘第 2、3 肋间（心底部）即右侧锁骨下方，两电极板之间距离相距 10 cm 以上。

（9）放电：嘱任何人不得接触患者、病床及与患者相连接的仪器设备，暂时关闭临时起搏器。两电极板采用同步放电，垂直下压电极板，使之与胸壁皮肤紧密接触不留空隙，以保证电流量最大限度通过心肌，同时按压放电开关"shock"键，此时患者身体和四肢会抖动一下，说明放电完毕，通过心电监护仪的显示屏观察患者心室颤动的波形有无改变，是否恢复窦性心律。

（10）根据情况决定是否需要增加放电功率再次行电复律。重复进行时，每次间隔 3 分钟以上，3～4 次为限，最大能量小于300～400 J。除颤完毕，开关置"OFF"位置，关闭电源。洗手，整理用物，清洗电极板并擦干，除颤仪充电备用。

2.非同步电除颤使用方法

（1）选择电能剂量，充电。将除颤仪设置为非同步状态，选择除颤能量，单相波除颤推荐采用 360 J。AHA 目前较支持双相波除颤，首次除颤采用低能量120～200 J，不逐级增加的双相波除颤方法，有安全、有效和除颤后复发率低的特点。

（2）放置电极板的方法、部位与同步电复律相同。

（3）首次除颤后立即通过心电监护仪观察患者是否转为窦性心律。若心室颤动持续存在，可连续电击，能量递增（200 J，300 J，360 J），第 3 次除颤，电量不超过 360 J 直至转复成功或停止抢救。

（4）如心电监测显示为心电静止，应立即给予肾上腺素静脉注射。

（5）细颤型心室颤动的患者，应先进行心脏按压、氧疗及药物治疗等处理后，使细颤变为粗颤，再进行非同步电击除颤。

四、护理要点

(一) 准确掌握适应证

非同步电复律必须在患者神志不清时进行电除颤。对于心室静止和心电-机械分离（electromechanical dissociation，EMD）的患者，不建议除颤，以免诱发心室停顿。

(二) 安全管理

除颤前确定患者除颤部位无潮湿、无敷料，电极板放置避开瘢痕和伤口。确定任何人不能直接或间接接触患者及病床，操作者身体不与患者接触，也不能与金属类物品接触，以免触电。手持电极板时，两极不能相对，也不能面向自己，禁忌电极板对空放电，以及其面对面放电。电击期间，禁止吸烟并关闭氧气筒，以免失火。

(三) 监测病情

除颤过程中与除颤成功后，均须严密监测并记录心律（心率）、呼吸、血压和神志等病情变化，记录复律前后的心电图，加以前后对照，以供日后参考。

(四) 并发症的预防

1.心律失常

大多心律失常在数分钟后可自行消失，无需特殊处理。对频发室性早搏、室早二联律和短暂室速，应遵医嘱使用抗心律失常药物，如利多卡因静脉注射治疗。若发生室速和室颤，可再行电击复律，并与胸外按压交替进行。如已复律，应立即检查有无有效脉搏。

2.栓塞和低血压

有栓塞史的患者，复律前后宜进行抗凝治疗 2 周，以防止新生成的血栓在转复时脱落。电复律后出现低血压，一般无需特殊处理。血压下降明显和持续时间长，遵医嘱使用多巴胺等升压药。

3.心肌损伤

尽可能用最低有效电能量。电极板不能放置在起搏器上，应距离起搏器的脉冲发生器的位置不少于 10 cm，并尽量用前后位放置电极板。持续长时间 ST 段抬高，心肌酶也明显升高，则常提示心肌损伤，给予营养心肌治疗，同时监测心律失常或心力衰竭。

4.呼吸抑制和喉痉挛

通知医生，给予相关呼吸兴奋剂。严重时行气管插管等方式以辅助呼吸。

5.皮肤灼伤

清洁患者皮肤时不能使用酒精和含有苯基的酊剂或止汗剂。电极板放的位置要准确，与患者皮肤密切接触，导电糊涂满电极板的边缘以免烧伤皮肤。保持除颤两电极板之间皮肤干燥，也不可使导电糊或生理盐水过多外溢而相互沟通，并且导致穿越心脏的电流减少引起复律失败。如出现轻度红斑、疼痛或肌肉痛，一般 3～5 日可自行缓解，不需处理。重者按灼伤护理，进行局部消毒换药处理。

6.肺水肿

可适当应用血管扩张剂、利尿剂和强心苷类药物。

（五）专人负责

使用后电极板充分清洁，及时充电备用。注意不要碰撞机器，电极板的连接导线不要过度弯曲。建立仪器使用和维修记录本，专人管理，每天交班，定时充电，除颤仪呈完好备用状态。

（六）复律后护理

进行同步电复律心律转复后，密切观察患者的呼吸、心律和血压，直到患者苏醒。

1.休息

患者卧床休息 24 小时，必要时给氧。清醒后 2 小时内避免进食，以免引起恶心和呕吐。

2.药物治疗

遵医嘱继续服用奎尼丁（或洋地黄及其他抗心律失常药物）0.2 g，每 6～8 小时 1 次，以维持窦性心律。

3.心电监护

持续心电监护 24 小时，除颤后在原位继续心电监护，加以前后对照，每 30 分钟记录心率、心律和血压一次。密切观察患者神志、瞳孔、皮肤及肢体活动情况，及时发现患者有无栓塞征象。

第七节　心电图机的使用

心脏在每个心动周期中，由起搏点、心房和心室相继兴奋，伴随着生物电的变化，通过心电描记器从体表引出多种形式的点位变化的图形简称心电图（ECG），是循环系统疾病患者最常用的无创性检查之一，对各种心律失常的诊断分析有不可替代的作用，凡有心悸、心前区不适或原有心脏病患者均需做心电图检查。

熟练掌握心电图操作技术，及时判断患者病情，积极配合医生抢救危重患者，乃是现代医学护理工作中必不可少的，更是急救护理的重要技能之一。

把心脏产生的微弱电流（mV 级）接收并记录出心电图的装置称为心电图机。

心电图记录纸是一种 1 mm×1 mm 的方格坐标记录纸，纸的速度一般为 25 mm/s，每个小方格横格为 1 mm，距离代表时间为 0.04 s，纵格每小格高 1 mm，代表电压为 0.1 mV。

一、常用心电图导联法

目前临床应用最普通的导联体系是由 Einthoven 创设的国际通用的导联体系，即常规导联体系，分为肢体导联和胸导联。

（1）肢体导联包括标准导联，Ⅰ、Ⅱ、Ⅲ（也称双极肢导联）和 aVR、aVL、aVF（也称加压单极肢导联）。

（2）胸导联包括 V_1、V_2、V_3、V_4、V_5 和 V_6，必要时加用胸壁附加导联 V_7、V_8、V_9、V_{3R}、V_{4R} 和 V_{5R}（表 2-5）。

表 2-5 导联名称与体表对应位置

导联	名称	体表对应位置
肢体导联	RA	右上肢
	LA	左上肢
	LF	左下肢
	RF	右下肢
胸导联	V_1	胸骨右缘第 4 肋间
	V_2	胸骨左缘第 4 肋间
	V_3	V_2 与 V_4 连线中点
	V_4	锁骨中线与第 5 肋间相交处
	V_5	左腋前线与第 5 肋间相交处
	V_6	左腋中线与第 5 肋间相交处
	V_7	左腋后线与第 5 肋间相交处
	V_8	左肩胛下角线与 V_4 同一水平
	V_9	脊中线与 V_4 同一水平
	V_{3R}	胸骨右缘与 V_3 对称位置
	V_{4R}	胸骨右缘与 V_4 对称位置
	V_{5R}	胸骨右缘与 V_5 对称位置

二、适应证

各种心律失常和心力衰竭；心肌受损，胸痛、心绞痛和心肌梗死，特征性的心电图改变和演变是诊断心肌梗死最可靠和最实用的方法；心脏病变；心脏手术和非心脏手术患者；观察洋地黄和抗心律失常药物疗效及不良反应；各类休克患者；电解质紊乱；呼吸衰竭。

三、操作程序

（一）评估患者

1.全身情况

了解患者的年龄、性别、体重、生命体征、意识状况、自理能力和既往心血管病史，目前的医疗诊断和病情，评估肝肾功能和胃肠功能有无异常。

2.局部情况

心前区皮肤状况，服用药物及电解质紊乱的情况，与当前病情是否有关。评估发病前的诱发因素，如情绪激动、劳累、饥饿、寒冷和便秘等。

3.心理状态

患者对治疗的态度、对药物的依赖性、对心电图检查的认识及配合程度。

4.健康知识

评估患者对疾病的认识及心电图检查的目的、方法、注意事项及配合要点的认知程度。

（二）操作准备

1.操作者准备

衣帽整洁，修指甲，戴口罩，取下金属物品。

2.患者准备

当日禁止服用各种抗心律失常药、兴奋药和镇静药。检查前30分钟避免饱餐及剧烈运动，保持情绪稳定。取下活动性义齿、金属饰物和手表，以防电波干扰。

3.用物准备

心电图机、生理盐水、导电糊和纱布。使用交流电源的心电图机必须检查电源接地线是否良好，所有的电缆是否正确连接，有无裸露破损等。

4.环境准备

室内温度不低于18 ℃，以避免因寒冷引起的肌电干扰。床旁不要放置其他电器用具（不论通电与否）和穿行的电源线。放置屏风或拉帘，注意保护患者隐私。

（三）实施步骤

1.核对患者

将心电图机推至病房，核对床号和姓名。做好心电图操作的解释和安慰工作，以取得患者合作。

2.体位

患者平卧于绝缘床上，双臂与躯干平行，暴露前胸、双手腕内侧和双下肢内踝部，注意保暖和屏风遮挡。

3.固定电极

拭去放置电极部位皮肤上的汗渍和污垢后，用导电糊涂擦以减少皮肤电阻，将电极板贴好固定：应贴紧密，皮肤固定处松紧适宜。

4.连接肢导联

按顺序红色导线接右上肢，黄色接左上肢，蓝色接左下肢，黑色接右下肢。

5.连接胸导联

将导联线与各极板相连，最后依次接胸导联。注意连接好地线。

6.打开电源开关，保证性能良好

检查有无电极干扰现象，调节灵敏控制，保证基线平稳，定准电压。

7.描记各导联

告知患者身体勿移动，调拨导联选择器开关，按Ⅰ、Ⅱ、Ⅲ、aVL、aVR、aVF、V_1、V_2、V_3、V_4、V_5 和 V_6 顺序描记，每一导联描记 3 个完整波形；打印 12 导联心电图。

8.关机

描记结束，关闭电源，取下电极和导联线，将局部皮肤擦净。

9.安置患者

协助患者整理衣服，取舒适卧位。

10.贴图记录

取下心电图记录纸，按描记顺序规范地贴图，标出心电图各导联，注明科室、床号、姓名、性别、年龄、日期、时间和操作者签名。

11.将 12 导联心电图及时交值班医生

四、护理要点

（一）术前宣教

操作前向患者解释心电图检查是无创伤性检查，以消除患者紧张情绪。在每次做常规心电图之前，应充分休息。操作中检查时应尽量取平卧位，患者保持安静，肌肉放松，平静呼吸，勿说话，勿过度呼吸，勿移动体位，肢体不要接触铁床或他人皮肤，防止产生干扰波形而影响分析。暴露患者时，应观察患者面色，注意保暖及保护患者隐私，操作时间小于 5 分钟。

（二）部位准确

严格按照国际统一标准，准确安放 12 导联常规心电图，女性乳房下垂者，应托起乳房，将 V_3、V_4 和 V_5 电极安放在乳房下缘胸壁上，而不应该安置在乳房上。如果病情需要应加做 V_7、V_8、V_9、V_{3R}、V_{4R} 和 V_{5R} 的 18 导联心电图。描记 V_7、V_8 和 V_9 导联心电图时，必须仰卧位，而不应该在侧卧位时描记，背部的电极最好选用扁的吸杯电极，或临时贴一次性心电监护电极并接上导联线代替。如需加做 1 分钟心电图，可按"节律"键等待 1 分钟后心电图机打印出自动分析图纸。

（三）安全管理

心电图检查时应正确登记患者姓名，以免张冠李戴，出现差错。以避免出现人为异常心电图。应用导电糊时，应涂擦在患者的皮肤上，而不应该把导电糊涂在电极上。此外，还应尽量避免用棉签或毛笔蘸生理盐水或酒精，甚至于自来水代替导电糊，容易造成皮肤和电极之间的阻抗增加，极化电位不稳引起基线漂移或其他伪差。如出现基线不稳或干扰时，应注意观察患者的呼吸情况，检查电机是否接触良好。

五、仪器的维护与保养

（一）主机

携带心电图机过程中应避免剧烈震动，心电图主机应避免高温、日晒、受潮、尘土或撞击，盖好防尘罩。

（二）导联线

各导联线的芯线或屏蔽层容易损坏，尤其是靠近两端的插头处，因此使用时切忌用力牵拉或扭转。收纳时应盘成直径较大的圆盘，或悬挂放置，避免扭转或锐角折叠。导线不裸露。

（三）电极

每天做完心电图后必须洗净电极，用铜合金制作的电极，如发现有锈斑，可用细砂纸擦掉后，再用生理盐水浸泡 1 夜，使电极表面形成电化性能稳定的薄膜。镀银的电极用水洗净即可，使用时应避免插上镀银层。

（四）充电备用

直交流两用的新型心电图机，应按说明书的要求定期充电，以延长电池的使用寿命。置于干燥处，及时充电备用。

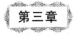

中毒急救

第一节　中毒总论

一、概述

中毒是指毒物进入人体后超过效应器官的处理能力而引起的功能或器质性改变，是一种危及生命的疾病。一次性或短时间内（＜24小时）发生的中毒叫急性中毒。引起中毒的化学物质称毒物。毒物的范围极广，多数物质超量进入体内后均有潜在的毒性，要详细列出所有致毒物质几乎不可能。一般可根据毒物的来源分为气体性中毒、食物性中毒、药物性中毒、化学性中毒、动物植物中毒及重金属中毒等几大类。

毒物进入体内，除对组织和器官的直接毒性作用外，尚可破坏机体酶系统和生物膜的生理功能，妨碍组织对氧的摄取、运输和利用，改变机体递质的释放或激素的分泌，损害机体的免疫功能，影响机体的代谢功能。

二、判断

不同的毒物中毒有不同的临床表现，有些还有一定的独特性。因中毒对组织器官的损害广泛而严重，中毒的临床表现又与许多非中毒性疾病的表现相似，故要准确判断中毒常很困难。

中毒的现场判断必须在有限的时间内迅速做出，判断的主要依据是病史和查体。

（一）病史

病史是判断中毒的首要环节。

（1）任何怀疑有中毒者，均要询问接触毒物的证据，毒物的特性、剂量、进入人体的途径等。

（2）怀疑气体中毒者，要询问房间的通风情况，气体的类别，同室人员的发病情况。

（3）怀疑食物中毒者，要询问进食的种类。动物，要问清脏器与组织；植物，要问清名称（俗名）、形态、颜色。进餐后发病的时间，同餐人员的发病情况。注意与细菌性食物中毒相鉴别。

（4）怀疑药物中毒者，要了解病者的精神状态，生活情况，平常服用药物的种类，身边有无药瓶、药袋。

（5）怀疑生产性中毒者，要询问工种，操作过程（如喷洒农药时，是在什么风口），接触毒物的种类、时间、数量和方式，同伴的发病情况。

（6）应尽可能找到毒物，残留物，呕吐物，洗胃物，血液或其他体液，以便进行毒物鉴定。

（二）查体

查体是判断中毒的重要环节。通过仔细地查体常会发现一些毒物中毒的独特表现。限于现场急救的时间和条件限制，故查体应迅速敏捷，在抢救病者的同时进行，边体格检查、边询问病史，不断综合判断。查体的方法一般都按系统逐一进行，以免遗漏。

1.呼吸气味

（1）酒味，常为乙醇及其醇类化合物。

（2）臭蛋味，见于硫化氢。

（3）鱼腥样味，为氯化氢胆碱。

（4）苯酚味，是苯酚或来苏儿。

（5）大蒜味，多为有机磷杀虫剂、黄磷和铊。

（6）苦杏仁味，见于氰化物中毒。

2.皮肤黏膜

（1）干燥，要怀疑阿托品或曼陀类植物中毒。

（2）湿冷多汗，见于有机磷农药、毒蕈、解热镇痛药。

（3）潮红，多为乙醇或阿托品中毒。

（4）樱桃红，是一氧化碳或氰化物所致。

（5）发绀，可能是亚硝酸盐类，引起氧合血红蛋白不足造成；也可能是刺激性气体、安妥、杀鼠剂等引起的肺水肿。

（6）黄疸，为四氯化碳、抗菌药、抗结核药、雄激素、毒蕈等导致的肝损害；也可能是苯胺、有毒动物和植物毒素等所致的溶血。

（7）如果在皮肤上发现牙痕，则是有毒动物咬伤。

（8）灼伤，为强碱、强酸或甲醛、来苏儿（甲酚皂溶液）等引起。

（9）痂皮，颜色如呈现黄色→硝酸，棕色→盐酸，黑色→硫酸。

3.眼

（1）瞳孔散大，多为阿托品、曼陀类物质中毒。

（2）瞳孔缩小，为有机磷杀虫剂、氨基甲酸酯类杀虫剂引起的胆碱能作用所致。

（3）视神经损害，多见于甲醇中毒等。

4.神经系统

（1）昏迷，为麻醉药、镇静安眠药、抗精神失常药、有机溶剂、一氧化碳、硫化氢、有机磷杀虫剂、有机氯杀虫剂、拟除虫菊酯类杀虫剂、溴甲烷等引起的中枢抑制。

（2）谵妄，为阿托品、乙醇、抗组胺药中毒。

（3）肌颤，可能是有机磷、氨基甲酸酯类杀虫剂引起神经肌肉接头兴奋所致。

（4）抽搐，常见于有机磷、异烟肼、窒息性药物中毒。

（5）瘫痪，为可溶性钡盐、三氧化二砷、磷酸三邻甲苯酯、正己烷、蛇毒等引起的突触前后介质释放障碍所致。

（6）精神失常，见于戒断综合征、抗组胺药物、阿托品、乙醇、有机溶剂、一氧化碳、二氧化硫、四乙铅等的中毒。

（7）周围神经损害，常见于异烟肼和砷中毒。

5.呼吸系统

（1）呼吸困难，见于士的宁、氢氯酸亚硝酸盐中毒。

（2）呼吸加快，为甲醇、水杨酸类引起的酸中毒兴奋呼吸中枢或刺激性气体中毒引起脑水肿所为。

（3）呼吸减慢，为吗啡、催眠药、中毒性脑水肿使呼吸中枢抑制所致；也可能是动、植物毒素引起的呼吸麻痹。

（4）肺水肿，见于刺激性气体、杀鼠剂、有机磷农药、百草枯等中毒。

6.循环系统

（1）洋地黄、夹竹桃、乌头、蟾蜍兴奋迷走神经使心率减慢。

（2）拟肾上腺素类药、茶碱或三环类抗抑郁药兴奋交感神经使心率加快。

（3）可溶性钡盐、酚、排钾利尿剂等均可造成危险性心律失常。

（4）直接作用于心肌的毒物，如锑剂、奎尼丁、洋地黄和窒息性毒物造成的缺氧可致心脏骤停。

7.消化系统

（1）流涎，为毛果芸香碱、烟碱、毒扁豆碱、升汞、苛性酸或碱等中毒。

（2）呕吐，为阿朴吗啡、酒精、依米丁、铜盐、亚硝酸盐类及食物中毒。

（3）腹痛，多为重金属，铅盐、钡盐、升汞、磷和腊肠毒素所致。

（4）砷、锑、毛果芸香碱、巴豆、大量铜及锌盐、氟化物、铬酸及铬酸盐等常引起腹泻。

8.血液系统

（1）砷化氢、苯胺、铜制剂、毒蕈、蛇毒，可直接破坏红细胞膜的稳定性导致溶血性贫血。

（2）抗凝血杀鼠剂（敌鼠钠）、肝素、水杨酸类、蛇毒等常引起出凝血功能障碍。

（3）氯霉素、抗癌药、阿司匹林使血小板质量发生异常也可引起出血。

9.泌尿系统

（1）少尿、无尿，多为血容量减少、出血或过敏及中毒性休克等肾前性因素所致。

（2）红葡萄酒色尿为胺苯磺胺、台俄那素等中毒。

（3）血红蛋白尿为氯酸钾、三氧化砷、焦性没食子酸、硫酸铜、毒蕈及蛇毒所为。

（4）血尿，见于苛性毒（酸、碱、重金属）与毒蕈。

（5）小便困难见于抗胆碱能药物、苯胺、斑蝥、草酸等中毒。

（三）中毒综合征

指某些毒物中毒后所产生的一组相同或相似的临床表现。当临床上难以获得充足的病史以确定中毒毒物时，中毒综合征的出现可帮助我们进行判断。最常见的中毒综合征有抗胆碱能综合征、拟交感综合征、胆碱能综合征、阿片制剂/镇静剂/乙醇综合征。

三、急救

毒物对人体的危险，取决于毒物的毒性和进入人体的总量与速度，急救的原则与顺序为：①维护生命，保证有效循环与呼吸。②清除毒物。③迅速消除威胁生命的毒效应。④使用特效解毒剂。⑤警惕迟发毒效应，并作早期防治处理。

急救原则应根据施救时病情和环境而定：如中毒者呼吸心跳停止，紧急心肺复苏应先于清除毒物。但如果是剧毒气体中毒（光气、硫化氢等），即使呼吸、心跳已经停止，也应迅速将中毒者脱离毒污染区才能进行复苏。维持生命与清除毒物在一定程度上互为因果，必须依据现场情况而定，不能拘泥于陈规。

（一）清除未被吸收的毒物

1.吸入性毒物

脱离中毒场所，迅速撤至上风或侧风向。用3％的硼酸或2％碳酸氢钠液拭洗鼻腔及含漱。给予面罩吸氧，用水的雾化吸入减轻鼻咽部的吸入性刺激。

2.眼睛中毒物

先用清水洗 5 分钟以上,再以 3%硼酸(碱性毒物)或 2%碳酸氢钠液(酸性毒物)清洗,洗后滴入 0.25%氯霉素眼药水,或搽 0.5%金霉素眼膏。

3.皮肤上的毒物

脱去染毒衣物。对黏膜创面,先用棉花、卫生纸等吸去液态毒物,再用化学解毒剂冲洗;如无创面,水溶性毒物则用清水冲洗、不溶于水的毒物用 10%酒精或植物油洗,酸性毒物可用肥皂水、3%碳酸氢钠液与清水洗,碱性毒物用食醋或 3%硼酸与清水洗。生石灰引起的烧伤可先用布巾或软刷将固体颗粒全部去掉,再用压力水流迅速冲掉其余颗粒。

4.经口中毒物

清除胃肠尚未吸收的毒物,常用以下方法。

(1)催吐:限于神志清醒,胃内尚有毒物存宿时。方法:①用压舌板或其他物品刺激咽腭弓或咽后壁使之呕吐。②使用催吐药物。催吐前应先喝适量的温水或温盐水。常用吐根糖浆 15~20 mL配以少量温水送服;也可用 1∶2000 高锰酸钾液 200~300 mL饮入。成人可用吗啡 3~5 mg 皮下注射。

(2)洗胃:洗胃是清除经口中毒,胃内毒物尚未完全排空者的主要方法。洗胃一般在摄入毒物 4~6 小时内,效果最好。饱腹、中毒量大或怀疑毒物有减慢胃排空时,超过 6 h 仍然要洗。因洗胃常用的液体和胃内毒物的局部拮抗剂以及洗胃机一般都准备在医院内的抢救室,故现场急救中仅对那些短时间内进入胃内毒物量大,神志不清、距离医院又较远或其他不可抗拒的灾害时,才在现场实施洗胃。方法多采取简易洗胃法。

(二)促进已吸收毒物的排出

1.利尿

给予大量输液加利尿剂,主要排除那些大部分分布于细胞外液,与蛋白质结合少,主要经肾由尿排除的毒物或代谢产物。利尿时要注意改变尿 pH 对毒物排除的影响；注意水电解质平衡；禁用于心肾功能不全和低血钾者。

2.吸氧

对许多刺激性气体中毒，尤其是一氧化碳中毒有效。高浓度吸氧可使碳氧血红蛋白部分解离，一旦条件具备，尽快送入医院接受高压氧治疗效果更好。

3.血液净化

促进已吸收毒物的排出，现场条件是有限的。应尽快转运到医院接受血液置换、血液透析、血液灌流或血浆置换等治疗。

（三）使用特效解毒剂（表 3-1）

表 3-1 常用的特效解毒药

特效解毒剂	毒物
纳络酮	阿片类、麻醉剂、镇痛剂
氟马西尼	苯二氮䓬类
毒扁豆碱、催醒宁	莨菪类药物
阿托品、苯那辛、东莨菪碱	有机磷化合物
维生素 K_1	抗凝血类杀鼠剂
氯解磷定、碘解磷定、双复磷	有机磷化合物
二巯丁二钠、二巯丙磺钠	砷、汞、锑
依地酸钙钠、喷替酸钙钠	铅、铜、镉、钴等
普鲁士蓝（亚铁氰化铁）	铊
去铁胺	铁剂
亚甲蓝（美蓝）	亚硝酸钠、苯胺等
维生素 B_6	肼类（异烟肼）
亚硝酸钠、亚硝酸异戊酯	氰化物
硫代硫酸钠	氰化物
乙醇	甲醇
乙酰半胱氨酸（痰易净）	对乙酰氨基酚（扑热息痛）
乙酰胺（解氟灵）	有机氟农药
氧、高压氧	一氧化碳
特异性地高辛抗体片段	地高辛类药物
各种病毒血清	肉毒、蛇毒、蜘蛛毒等

（四）对症支持

1.呼吸支持

施救者到达现场后就应快速评估呼吸状况，一旦需要，立即支持，其具体方法有：

（1）迅速解开中毒者领口，将其置卧位或头偏向一侧，用压舌板或吸引器清理口腔内阻塞物，必要时用喉镜去除咽喉部异物，以利于口腔分泌物的引流。

（2）遇有严重舌根后坠者应去除枕头，托抬起病者颈部，使其头部充分后仰，下颌前移，保持气道通畅。

（3）放置口咽通气管，以防止牙齿和唇阻塞呼吸道。

（4）对呼吸道阻塞严重的，应实施气管插管，以利于痰液的清除和呼吸机的使用。

（5）积极给氧，视中毒情况分别给予鼻导管给氧，高频给氧或人工呼吸机给氧。

2.循环支持

建立静脉通道输注液体和药物，并全程监护，以维持有效血压、心率、保证器官组织灌注为目标。

3.处置休克、心功能不全等生命危急状态

按本书的相关章节应对。

4.置保留尿管

观察尿量，争取维持尿量在 30 mL/h 以上。

四、注意

（1）当今毒物甚多，解毒剂很少，中毒的抢救必须争分夺秒。主要的措施是阻止吸收，加速排泄，有效地应对。迅速而正确地处理中毒最危及生命的问题。

（2）特效解毒剂的应用应选择较好的给药方法与途径。应早期、足量、联合和持续。但要注意其局限性和毒副作用，防止应用不当造成严重后果。

（3）了解急性毒物的一些特殊发病特点：有的毒物被吸收需

经过一较长的潜伏期才发病。如光气、氮氧化物中毒要经过数小时才发生肺水肿；吸入某些有机溶剂后，开始仅有轻度神经症，2～3天后才出现中毒性脑病。现场救治中应保持高度警惕，绝不可放过这类早发轻、后来重的中毒者，否则后果相当严重。

（4）中毒的现场救治十分有限，一旦条件成熟应尽快转运至医院内抢救，中毒重者可边抢救、边转院。

（5）详尽的病史、针对性的查体，是判断急性中毒的主要方法，要对症状和体征进行认真分析判断，重视"中毒综合征"对现场急性中毒的参考价值。

（6）现场洗胃常受条件制约，若怀疑有洗胃不彻底、或饱腹、或中毒量大、或使用过减缓胃排空的药物、或毒物有减慢胃排空者，送至医院后仍要再次洗胃。

第二节　气体中毒初步急救

一、概述

气体中毒是指吸入有毒气体后引起机体一系列损害的一组急症。常见急性气体中毒包括刺激性气体中毒和窒息性气体中毒。前者包含氯、光气、氨、氮氧化物、二氧化硫、三氯化氮等；后者可分为单纯窒息性气体（甲烷、氮气、二氧化碳和惰性气体）和化学性窒息性气体（一氧化碳、硫化氢、氰化物）两大类。其中以一氧化碳和氯气中毒较常见。

不同气体种类所致中毒表现各异，即使同一种气体中毒，因各人吸入的浓度和吸入持续时间不同、其病情轻重也差别很大。轻者可只有黏膜刺激症状，重者可出现呼吸衰竭、脑水肿甚至死亡。

二、判断

要对气体中毒者进行现场急救，就必须迅速判断是否为气体中毒，迅速了解现场情况并推断为何种气体，了解中毒的人数及评估病情的轻重。

（一）气体的来源

有含碳物质不完全燃烧的证据，如冶炼、矿井放炮、合成氨气和甲醇等工业场所，日常生活中煤炉取暖或煤气泄漏，加上防护不当或通风不良易引起一氧化碳中毒；火场及其他灾难事故中常见有毒气体有 CO、氯气、氨气、硫化氢、二氧化碳、二氧化硫、液化石油气、光气及氧化亚氮（笑气）等；相关的毒气泄漏则考虑该气体中毒。

（二）病情的轻重

中毒气体的种类不同、吸入毒气的浓度和时间不同，其病情轻重也就不同。

1.刺激性气体中毒

轻者可只有呼吸道炎症，吸入后立即出现黏膜刺激症状，表现为鼻炎、咽炎、声门水肿及气管、支气管炎等呼吸道症状；中度中毒者为中毒性肺炎，表现为胸闷、胸痛、刺激性呛咳、呼吸困难，有时痰中带血丝；重度中毒者为中毒性肺水肿及急性呼吸窘迫综合征（ARDS），表现为极度呼吸困难、端坐呼吸、发绀、烦躁不安、咳粉红色泡沫痰、心率快、大汗、神志障碍，部分呼吸困难进行性加重，危重者可伴发休克、代谢性酸中毒、气胸、纵隔气肿、喉水肿甚至死亡。

2.窒息性气体中毒

如一氧化碳中毒，轻者有头晕、头痛、恶心、呕吐、乏力、胸闷、心悸等，少数可有短暂的意识障碍；中度中毒者除有上述症状外，皮肤黏膜甲床可呈特征性的"樱桃红色"，出现兴奋、判断力减低、运动失调、幻觉、视力下降、浅昏迷或中度昏迷；重度中毒者可出现深昏迷或去大脑皮层状态，且可并发脑水肿、休克、心肌损害、肺水肿、呼吸衰竭等表现，受压部位易发生水疱或压迫性横纹肌溶解。

三、急救

气体中毒与呼吸道密切相关，现场急救是否得当是该类中毒者能否脱离危险的关键。气体中毒的现场急救原则是：

(1) 立即脱离中毒环境。

(2) 保持呼吸道通畅，同时吸氧及对症处理。

(3) 已明确中毒气体种类者尽早给予特殊解毒治疗。

(4) 尽快分拣中毒人员，按照病情的轻、重程度不同，给予不同的处理措施：对呼吸衰竭、呼吸停止者置口（鼻）咽管或气管插管进行球囊辅助呼吸或便携式呼吸机机械通气，并对中度以上中毒者应尽快转移到医院作进一步的治疗。即掌握边抢救、边运送的原则。具体措施有：

1) 脱离中毒的环境：由于气体中毒是呼吸道吸入引起的，迅速转移中毒者到空气流通、风向上方的安全地带是避免继续中毒的重要措施，也是急救能否成功的关键。对于氯气、光气、氨气等刺激性气体应脱去中毒时衣服并用湿毛巾擦拭身体。

2) 保持呼吸道通畅：立即解开中毒者衣服，同时注意保暖、卧床休息，放置口（鼻）咽管或气管插管等措施保持呼吸道通畅，给予吸痰、沙丁胺醇气雾剂或氨茶碱等解除支气管痉挛、防治喉头水肿及窒息。

3) 合理氧疗：对于气体中毒者均应尽早给予氧气吸入。刺激性气体中毒轻者可只给予低浓度吸氧；有肺水肿者最好用有机硅消泡剂吸氧；重症中毒者应予面罩吸氧，甚至置口（鼻）咽管或气管插管进行球囊、呼吸机辅助呼吸。窒息性气体中毒予面罩大流量吸氧为佳，对于中、重度一氧化碳中毒应尽快送医院行高压氧治疗。

4) 对症治疗：①有抽搐者予镇静剂，如安定 $10 \sim 20$ mg 静脉推注或肌内注射；苯巴比妥 $0.1 \sim 0.2$ g 肌内注射；氯丙嗪 $25 \sim 50$ mg 肌内注射或静脉推注；癫痫大发作或抽搐不止者可用安定持续静脉滴注。②有颅内高压者给予 20% 甘露醇 $125 \sim 250$ mL

或呋塞米20 mg脱水治疗，同时给糖皮质激素，可选用地塞米松10～30 mg/d、或氢化可的松200～300 mg/d或甲泼尼龙40 mg，每日2～3次。③高热不退者，可行物理降温，亦可用人工冬眠疗法。④出现急性肺水肿、心衰、休克、气胸、纵隔气肿等给予相应的抢救措施。

（5）特殊处理。

1）一氧化碳中毒者，可用脑组织赋能剂及苏醒药物，可加用细胞色素C、辅酶A、ATP、胞磷胆碱等药物；昏迷者可选用甲氯芬酯、醒脑静等，其他中毒有脑水肿时也可用上述药物。

2）硫化氢中毒者，可用5％碳酸氢钠溶液喷雾以减轻上呼吸道刺激症状；用10％硫代硫酸钠20～40 mL静脉注射，或10％亚甲蓝20～40 mL静脉注射，以促进硫化血红蛋白的解离；眼部损伤者，尽快用2％碳酸氢钠溶液或生理盐水冲洗，再用4％硼酸水洗眼，并滴入无菌橄榄油，用醋酸可的松滴眼，防治结膜炎的发生。

3）氰化物中毒者，可立即给予解毒剂：①亚硝酸异戊酯（每支0.2 mL）1～2支，放于手帕中折断后立即吸入，每次吸入15秒，每隔2～3分钟重复一支，直到开始静脉注射3％亚硝酸钠为止，注意严密监测血压。②3％亚硝酸钠10～20 mL缓慢静脉注射（每分钟2～3 mL），同时严密监测血压，若出现休克立即停用。③4-DMAP（4-二甲基氨基苯酚），10％ 4-DMAP 2 mL肌内注射，必要时1小时后可重复半量。该药为高效高铁血红蛋白生成剂，为避免出现高铁血红蛋白形成过度不可与亚硝酸制剂合用。可与硫代硫酸钠合用，对于低血压者尤为适用。该药目前应用广泛，并逐渐替代亚硝酸类抗氰药。④在给予4-DMAP或亚硝酸钠后，缓慢静脉推注25％硫代硫酸钠20～50 mL，每分钟不超过5 mL，必要时1小时后重复全量或半量。

4）氧化亚氮（笑气）中毒者，如有明显青紫、呼吸困难时，可给10％亚甲蓝20～40 mL静脉注射。

刺激性气体中毒应早期、短程、足量应用糖皮质激素，以减轻刺激性气体引起肺泡和肺泡膈毛细血管通透性增加所致肺间质和肺泡水分淤滞。可静脉用地塞米松 20～30 mg/d、或氢化可的松 200～300 mg/d、或甲泼尼龙 40 mg，每日 2～3 次，同时注意预防应激性溃疡及水电解质紊乱和酸碱平衡。

四、注意

气体中毒种类繁多、病情复杂、变化较快，为呼吸道吸入中毒。这就要求施救者必须做好自我防护，了解常见中毒气体的中毒机制及临床表现，据中毒机制不同选择不同的呼吸支持方法。

（一）自我防护措施

施救者在施救前要充分评估环境的安全性，确认安全后用手帕或毛巾等捂住口鼻，必要时戴防毒面具从上风口进入；若为毒气泄漏现场应佩戴好防毒面具，进入泄漏区应着防毒衣，并在雾状水枪掩护下前进。迅速打开门窗，有条件时可打开电扇或用鼓风机加快空气流通。掌握边抢救边运送，尽快离开毒气现场的原则。

（二）常见中毒气体种类及临床表现

见表 3-2。

（三）选择适当的呼吸支持法

由二氧化碳、一氧化碳等中毒引起的化学性窒息或呼吸停止，可采用口对口人工呼吸；但有条件时，最好采用简易呼吸气囊行人工通气。

由氨气、二氧化硫、二氯化碳、二氧化氮等有毒气体刺激呼吸道引起水肿而致的机械性窒息，一般不采取口对口人工呼吸，特别是压胸式呼吸法。而是以吸氧、减轻呼吸道水肿、强心、利尿、注射呼吸中枢兴奋剂等为处理原则。

第三节　食物中毒初步急救

一、概述

食物中毒（food poisoning）是指因进食了被细菌、细菌毒素、毒物等污染或含有毒性物质的食物，而引起机体损害的急性非传染性疾病，属于食源性疾病范畴。食物中毒既不包括因暴饮暴食而引起的急性胃肠炎、食源性肠道传染病（如伤寒）和寄生虫病（如囊虫病）；也不包括因一次大量或者长期少量摄入某些有毒有害物质而引起的以慢性毒性为主要特征（如致畸、致癌、致突变）的疾病。食物中毒按病因可分为 5 大类，即细菌性、真菌（霉菌）性、植物性、动物性和化学性食物中毒。其中以细菌性食物中毒最常见。

二、判断

要对中毒进行现场急救，必须判断是否为食物中毒以及中毒的种类、毒物的来源、中毒的人数、病情的轻重等。食物中毒的典型表现应具备：

（1）有不洁饮食史。

（2）同一时间进食同一品种有毒食物者，均有不同程度的发病。

（3）大多在进食有毒食品 0.5～24 小时内发作。

（4）主要表现为恶心、呕吐、腹痛、腹泻等急性胃肠炎的症状，少数则以神经系统症状为主伴有胃肠炎或其他有关症状。

三、急救

食物中毒的现场急救原则是"尽快清除毒物，尽快明确中毒的人数，尽快按照病情的轻重分类管理"（简称 3 个尽快）。

表 3-2　常见中毒气体的临床特点

	毒物	中毒机制	临床表现	处理要点
刺激性气体	氨、氯、光气、二氧化碳、二氧化氮等	1.吸入后与水作用,生成氯化氢、硝酸等强酸型物质,刺激和腐蚀呼吸道黏膜 2.氮氧化物吸收入血后可形成硝酸盐和亚硝酸盐,扩张血管,并与血红蛋白作用产生高铁血红蛋白血症	眼部及上呼吸道刺激症状,中毒性肺炎及肺水肿、高铁血红蛋白血症等,危重者可伴发休克、代谢性酸中毒、纵隔气肿、气胸等。查体双肺可闻及干湿鸣	1.迅速脱离有毒环境,保持气道通畅,吸氧,缓解支气管痉挛 2.治疗中毒性肺炎、肺水肿:糖皮质激素,消泡沫剂,必要时气管切开 3.高铁血红蛋白血症应用小剂量亚甲蓝
窒息性气体	一氧化碳	因CO与Hb亲和力比O_2与Hb的亲和力大240倍,而解离速度仅为氧合血红蛋白的1/3600,碳氧血红蛋白还影响氧合血红蛋白的解离,而引起组织缺氧;CO还损害线粒体功能,抑制组织呼吸	轻者可有头晕、头痛、乏力胸闷等;较重者可见到皮肤、黏膜、甲床呈樱桃红色,浅至中度昏迷;严重者出现深昏迷或去大脑皮层状态,并发脑水肿、休克、肺水肿、呼吸衰竭等	1.迅速打开门进行通风换气,断绝一氧化碳来源;迅速将中毒者转移至安全地带 2.保持气道通畅,给予面罩大流量吸氧,后迅速送到医院行高压氧治疗 3.呼吸停止者立即予人工呼吸,甚至气管插管或气管切开行机械同时和加压供氧
	硫化氢	1.选择性作用于呼吸链中细胞色素氧化酶,阻断电子传递,抑制细胞呼吸 2.抑制中枢神经系统,引起呼吸中枢麻痹 3.局部刺激和腐蚀作用	眼部和呼吸道刺激症状,发绀、呼吸困难等缺氧症状,中枢神经系统抑制症状,极高浓度吸入时可引起"闪电型"死亡	1.立即脱离环境并清除毒物 2.吸氧,对症治疗,呼吸心脏骤停者立即行心肺复苏 3.解毒药的应用:亚硝酸钠、亚甲蓝等
	氰化物	与硫化氢毒理类似	呼出气有苦杏仁味,极度呼吸困难,昏迷、抽搐、角弓反张,呼吸、心跳迅速停止而死亡	1.立即脱离环境并清除毒物 2.吸氧,呼吸心脏骤停者立即行心肺复苏 3.特效解毒药治疗:4-二甲基氨基苯酚、亚硝酸钠、硫代硫酸钠等治疗

进一步的具体措施有：积极补充液体丢失和维持酸碱平衡，控制并发感染和对症处理，对有特殊解毒剂的食物中毒要尽早使用特殊解毒剂。

（一）催吐、洗胃和导泻

应用催吐、洗胃和导泻等方法可迅速地清除毒物，但在现场条件不允许时可只对重患者洗胃。有剧烈呕吐和腹泻者则不必采取上述方法，以免造成进一步的体液丢失，加重病情。昏迷者洗胃应当慎重，以免造成误吸。

（二）对症处理

（1）卧床休息，注意保暖。能进食者可进清淡、易消化食物，如米汤、稀粥等。

（2）腹痛的治疗，可口服普鲁苯辛 15～30 mg，或阿托品 0.5 mg 肌内注射，或山莨菪碱 10 mg 肌内注射，严重者也可输入山莨菪碱 10～20 mg。

（3）高热的治疗，可用物理降温，如冷敷、温水擦浴等，对于物理降温效果不好的可考虑药物降温。但对于失水严重者不宜用降温药，应通过积极补液来达到降温目的。

（4）精神紧张者可给予心理安抚，必要时适当给予镇静剂。

（三）补充液体和维持酸碱平衡

食物中毒常常因剧烈呕吐、腹泻而造成不同程度的脱水，甚至引起代谢性酸中毒和休克。因此，现场急救时应鼓励患者多饮盐水、葡萄糖电解质口服液（ORS）等。对于中毒严重者，可静脉滴注葡萄糖生理盐水或复方氯化钠注射液，或生理平衡盐液等以补充体液损失，具体用量根据脱水程度而定。出现代谢性酸中毒时，可酌情用碱性溶液。补液原则是：缺什么、补什么；缺多少、补多少。

（四）控制感染

虽然细菌性食物中毒最为常见，但通常可不用抗菌药物，经对症疗法大多能治愈。对于症状较重考虑为感染性食物中毒者，应及时选用抗菌药物控制病原菌的繁殖。在病原菌未查明前，可根据病情选择小檗碱、磺胺类、喹诺酮类、氨基糖苷类药物等；在病原菌查明后，根据药物敏感试验结果选择敏感的抗菌药物。对于非细菌性食物中毒，由于中毒患者抵抗力降低，可能继发感染，亦可以根据病情酌情使用抗菌药物预防感染。

四、注意

食物中毒由于病因众多、发病呈暴发性、潜伏期短、来势急剧、多人同时发病等特点，故对施救者有以下要求：

（一）迅速查明引起中毒的食物，尽快明确中毒病因

1.细菌性食物中毒

最主要、最常见的原因就是食物被细菌污染。据我国近五年食物中毒统计资料表明，细菌性食物中毒占食物中毒总数的50%左右。动物性食品是引起细菌性食物中毒的主要食品，其中肉类及熟肉制品居首位，其次有变质禽肉、病死畜肉以及鱼、奶、剩饭等。细菌性食物中毒根据临床表现不同，分为胃肠型和神经型两类。

（1）胃肠型食物中毒：以夏秋季多见，致病菌主要是沙门氏菌、副溶血性弧菌、大肠杆菌、变形杆菌及金黄色葡萄球菌等，其感染源是被致病菌感染的动物或人，人群普遍易感，病后无明显免疫力。

胃肠型食物中毒因发病机制的不同，一般可分为毒素型、感染型和混合型3类。

1）细菌在食物中繁殖并产生毒素，此种中毒表现为仅有急性胃肠炎症状、而无发热，称为毒素型食物中毒。

2）细菌污染食物后，在食物中大量繁殖，食入这种含大量活菌的食物引起的中毒，表现为发热和急性胃肠炎症状，且向外排菌造成传染，称为感染性食物中毒。

3）由毒素型和感染型两种协同作用所致的食物中毒称为混合型食物中毒。

食物中毒潜伏期短，超过72小时可基本排除细菌性食物中

毒。临床表现以急性胃肠炎为主，便次每日数次至 20～30 次不等，多呈水样便、血水便（副溶血弧菌），可带少量黏液。其中金黄色葡萄球菌食物中毒呕吐较明显，呕吐物含胆汁，有时带血和黏液；变形杆菌还可发生颜面潮红、头痛、荨麻疹等过敏症状。

（2）神经型食物中毒：是指进食了含有肉毒杆菌外毒素的食物而引起的中毒性疾病。多见于腊肉、罐头等腌制品或发酵的豆、面制品被家畜、家禽排出的肉毒杆菌芽孢污染，在缺氧环境下大量繁殖并产生大量外毒素。其潜伏期 12～36 小时，最短 2～6 小时，最长 8～12 天，中毒剂量愈大潜伏期愈短，病情愈重。临床以神经系统症状如眼肌及咽肌瘫痪为主要表现，如抢救不及时，病死率较高。

2.真菌性食物中毒

由于食物被真菌污染容易识别，因此该类中毒并不常见。主要是谷物、油料或植物储存过程中生霉，未经适当处理即作食料，或是已做好的食物久放发霉变质误食引起，也有的是在制作发酵食品时被有毒真菌污染或误用有毒真菌株。常见的真菌有：曲霉菌，如黄曲霉菌、棒曲霉菌、米曲霉菌、赭曲霉菌；青霉菌，如毒青霉菌、桔青霉菌、岛青霉菌等。

因真菌的种类很多，其临床表现差别较大。急性真菌性食物中毒潜伏期短，先有胃肠道症状，如上腹不适、恶心、呕吐、腹胀、腹痛、厌食、偶有腹泻等（镰刀霉菌中毒较突出）。以后根据各种真菌毒素的不同作用，可发生肝、肾、神经、血液等系统的损害，出现相应症状（但后期表现此处不赘述）。现场急救时对于中毒较重者一定要后送医院作进一步的检查和处理。

3.植物性食物中毒

最常见的植物性食物中毒为菜豆中毒、毒蘑菇中毒、木薯中毒；可引起死亡的有毒蘑菇、马铃薯、曼陀罗、银杏、苦杏仁等。植物性中毒多数没有特效疗法，尽早排除毒物对中毒者的预后非常重要。

4.动物性食物中毒

近年来，我国发生的动物性食物中毒主要是河豚鱼中毒，其次是鱼胆中毒。

5.化学性食物中毒

主要包括误食被有毒害的化学物质、非食品级添加剂等污染的食品；或因贮藏等原因，造成营养素发生化学变化的食品，如油脂酸败造成中毒。处理化学性食物中毒时应突出一个"快"字，特别是群体中毒和一时尚未明确的化学毒物时更为重要。

（二）快速将患者分类，制订处治方案

（1）迅速查看现场，了解共同进食人数和发病情况，将同餐者根据病情分为无症状和轻、中、重四大类，并制订出不同的处理方案。同时，将群体发病情况联系疾控部门，以快速做出流行病学调查。

（2）应避免使用制酸剂。

（3）不能马上首先应用止泻药如洛哌丁胺（易蒙停）等。因为呕吐与腹泻是机体防御功能的表现，它可排除一定数量的致病菌释放的肠毒素。特别对有高热、毒血症及黏液脓血便的患者应避免使用，以免加重中毒症状。

（三）作好宣传防护，避免二次中毒

及时通知当地疾病防控部门，将中毒现场的食物封存，并留取标本检验以进一步明确中毒病因，利于指导后期治疗。同时作好宣传工作：

（1）搞好食品、食堂的卫生与监督，禁止食用病死禽畜肉或其他变质肉类。

（2）冷藏食品应保质保鲜，动物食品食前应彻底加热煮透。

（3）烹调时要生熟分开避免交叉污染。

（4）炊事员、保育员等若有沙门菌感染或带菌者应调离工作，待3次大便培养阴性后才可返回原工作岗位。

第四节 药物中毒初步急救

一、概述

药物中毒是指进入人体的药物达到中毒剂量，产生组织和器官损害的急性综合征。最常见的药物中毒品种是镇静催眠药，分为苯二氮䓬类、巴比妥类、非巴比妥非苯二氮䓬类。其中以苯二氮䓬类（如安定）中毒最多见；次之为解热镇痛药和抗精神病药等。一般药源性中毒多是由于药物用法不当，如药物过量或滥用药物所致。

不同类型的药物中毒，其中毒特点与机制也各异：

（1）镇静催眠药及抗精神病药中毒严重时，可导致呼吸抑制、休克、昏迷。口服巴比妥类药物 2～5 倍催眠剂量可致中毒，10～20 倍可致深昏迷、呼吸抑制。苯二氮䓬类药物一次剂量达 0.05～1 g可致中毒甚或致死。抗精神病药中，吩噻嗪类药物 2～4 g可有急性中毒反应。三环类抗抑郁药中毒，易致恶性心律失常，1.5～3 g可致严重中毒而死亡。对氯丙嗪类敏感者可能发生剥脱性皮炎、粒细胞缺乏症、胆汁淤积性肝炎。

（2）解热镇痛药中毒可致粒细胞减少、肾损害、出血倾向、胃肠道损害甚至出现消化道应激性溃疡出血，其中对乙酰氨基酚中毒可致明显肝功能损害。

（3）心血管系统用药中毒易致心律失常、低血压；其中洋地黄类中毒可致恶心、呕吐等胃肠道症状及室早、室速、心动过缓等严重心律失常。胺碘酮中毒可致房室传导阻滞、室速等恶性心律失常及肺纤维化。降压药中毒可致严重低血压。抗胆碱药阿托品中毒可致口干、瞳孔扩大、心动过速甚至惊厥、昏迷。

二、判断

药物中毒判断要点如下：

（一）判断是否为药物中毒及药物种类

（1）由知情者提供药物接触史，是目前重要的诊断依据。

（2）通过典型症状判断，如思睡、昏迷者考虑镇静催眠药或抗精神病药中毒；惊厥者考虑中枢兴奋药过量；瞳孔扩大者怀疑为阿托品、麻黄碱等中毒。

（3）实验室检查：胃液、尿液、血液中药物浓度测定对诊断有参考意义。

（二）判断病情的轻重

大致分为轻、重两种程度，注意初期表现为轻症者病情可能会随着药物吸收发生进展，药物毒性、摄入量及药物半衰期对病情影响较大。

1.轻度中毒

无意识障碍或轻度意识障碍，呼吸、循环、氧合等重要生命体征及生理指标稳定。

2.重度中毒

出现严重意识障碍、呼吸抑制、呼吸衰竭、循环衰竭、心律失常等；或伴发严重并发症；或有严重生理功能紊乱及脏器功能不全。

三、急救

药物中毒需要及时进行现场急救，病情属于重度者或判断药物摄入量偏大者应送往医院做进一步救治。

（一）现场急救

重点在于维持呼吸循环功能及清除摄入药物。

1.维护呼吸功能

药物中毒常可导致意识障碍及呼吸抑制，所以应重视对呼吸衰竭的防治。

（1）保持气道通畅：有意识障碍或呼吸抑制者取平卧位，头偏向一侧，及时清除气道分泌物及呕吐物，避免误吸，必要时使用舌钳或置口咽管避免舌后坠。

（2）予吸氧治疗。

（3）建立人工气道：对深昏迷、气道分泌物多或已出现呼吸衰竭者，尽早行气管插管、人工通气。

2.监测循环功能

（1）监测血压水平，休克者可取平卧位或头低脚高位，以增加回心血量及改善脑供血。

（2）给予心脏监护，警惕发生恶性心律失常。

（3）尽快建立静脉通道，以利及时输液维持血容量、救治呼吸循环衰竭、使用解毒剂。

3.清除摄入药物

（1）催吐：适用于口服中毒后神志清楚且生命体征稳定者。

（2）洗胃：对服药量大者及时洗胃，药物中毒后胃排空可能延迟，不可拘泥常规洗胃时间，对中毒较久者仍应考虑洗胃。

（3）导泻：予50%硫酸镁或硫酸钠导泻以利药物尽快排出。

（4）药用炭吸附：有条件可于催吐洗胃时使用，或之后服用。

（二）药物治疗

重点在于稳定呼吸、循环功能及使用特效解毒剂。

1.稳定呼吸循环功能

在保持呼吸道通畅的基础上，可使用呼吸兴奋剂；呼吸衰竭及时行气管插管、人工通气。血压低者，可补充血容量，必要时使用血管活性药物如多巴胺 $10\sim20\ \mu g/$（kg·min），和或去甲肾上腺素$0.05\sim1.5\ \mu g/$（kg·min）维持血压；注意吩噻嗪类及三环类抗精神病药物中毒，可通过对 α 肾上腺素能阻滞作用导致血管扩张及血压下降，不宜使用多巴胺，可用 α 受体兴奋剂，如重酒石酸间羟胺、去甲肾上腺素维持血压；心律失常者给予针对性处理。

2.使用特效解毒剂

（1）镇静与催眠药中毒：应立即予纳洛酮 $1\sim2$ mg 静脉注射，$2\sim5$ 分钟重复，总量可用到 20 mg，可缩短昏迷时间。

（2）苯二氮䓬类药物中毒：可用氟马西尼拮抗，先予 0.2 mg 静脉注射30分钟以上，此后可每分钟重复用 $0.3\sim0.5$ mg，总量可达0.6～2.5 mg。

（3）吩噻嗪类药物中毒：可用盐酸哌甲酯（利他林）40～100 mg肌内注射，并可重复使用。

（4）三环类抗抑郁药中毒：所致室性心律失常，可用利多卡因控制，予 50～75 mg 静脉注射后以 1～4 mg/min 维持静脉滴注。

（5）洋地黄类、胺碘酮等抗心律失常药所致心动过缓、房室传导阻滞，可予阿托品、异丙肾上腺素控制。

（6）对乙酰氨基酚中毒：可用乙酰半胱氨酸减轻肝脏损害，具体用法为第一次口服 140 mg/kg，之后每 4 小时服 70 mg/kg，共服 17 次。

（7）阿托品中毒：可用新斯的明拮抗，每次 0.5～1 mg 肌内注射，每 3～4 小时重复。

3.加速药物排泄

可考虑在补液基础上碱化尿液、利尿。

4.对症支持疗法

中毒性脑病有脑水肿者可用甘露醇、地塞米松脱水；高热者物理降温；另注意防治肺部感染、维持内环境稳定、维护肝肾等重要脏器功能。

5.特殊治疗

重症可考虑行血液透析、血液灌流、血浆置换等血液净化治疗。

四、注意

药物中毒初步急救中应注意以下要点：

（一）预防工作

加强镇静催眠药处方、使用、保管的管理，临床要慎重用药，规范用药。

（二）急救重点

1.初期

（1）注意对呼吸循环衰竭的防治。

（2）尽量清除药物，减少后续吸收。

（3）使用拮抗剂。

2.后期

（1）加强对症支持疗法。

（2）注意并发症的防治。

第五节　酒精中毒初步急救

一、概述

酒精又名乙醇，过量饮入或吸收后引起的以神经精神症状为主的急症，称为酒精中毒。通常分为急性、慢性两类。其中，短时间内一次性过量饮入或吸收酒精（酒精类制品）引起的兴奋继而抑制状态，称为急性酒精中毒，俗称醉酒状态，是一种常见的"节日病"。

中国有着丰富的酒文化历史，各地区的饮酒习惯不尽相同。但过量饮酒仍是急性酒精中毒的主要原因，严重者酒后猝死也时有发生。这就造成饮酒的负面影响，对个人、家庭乃至社会都是一种不幸。因此，积极宣扬健康的生活方式和醉酒后家庭或现场的有力防范，可以预防并减少酒后猝死的发生。

二、判断

初步判断醉酒严重程度，评估可能危及生命的紧急情况及其他急症是及时施救的关键。

（一）识别是否为急性酒精中毒

1.酒精接触史

（1）有明确的刚发生的大量饮酒史。

（2）有接受高浓度酒精擦浴史。

（3）身处特殊生活或工作环境，有酒精吸入史。

（4）其躯干、口腔、呼气或呕吐物中有酒精味。一般成人的酒精中毒量为 75~80 mL，致死量为 250~500 mL。

2.中毒表现

醉酒者单独或先后表现出面红、多语、语无伦次、欣快感、情绪易激动；动作不协调、步态蹒跚、肌肉震颤；昏睡、昏迷等症状。

（二）判断醉酒的严重程度，评估有无危及生命的情况并紧急处理

急性酒精中毒大致分为 3 度：

1.轻度

醉酒者多处于兴奋期，血乙醇浓度达 50 mg/dL，即感头痛、欣快、兴奋。表现出面红、多语、语无伦次、情绪易激动等。

2.中度

醉酒者多处于共济失调期，血乙醇浓度达 150 mg/dL，有动作不协调、步态蹒跚、肌肉震颤、眼球震颤、视物模糊、复视等。

3.重度

醉酒者多处于昏迷期，血乙醇浓度升至 250 mg/dL，已出现昏睡、瞳孔散大、体温不升、血压下降、呼吸减慢伴鼾声等，严重者出现呼吸、循环衰竭而危及生命。因此，重度酒精中毒者，更易出现误吸或窒息、呼吸频率的减慢或加快（<10 次/分、>30 次/分）、脉搏的减弱甚至消失，是可能危及醉酒者生命的紧急情况，需要立即处理。

（三）二次评估有无其他严重或紧急情况需要进一步处理

（1）意外伤害事件致体表可见的大量出血，如摔伤、玻璃酒瓶划伤等。

（2）合并导致或加重醉酒者意识障碍的其他急症，如：①颅脑外伤；②脑血管意外；③窒息性气体中毒（硫化氢、一氧化碳、氰化物等）；④过量服用镇静催眠药物或吸食毒品；⑤低血糖昏迷、糖尿病高渗性昏迷等。

三、急救

酒精中毒的个体差异性较大，但现场的初步急救原则一致。

即：终止酒精继续接触；首先稳定和维持呼吸及循环功能；积极处理严重的意外伤害及紧急病症；对症施治等。

（一）终止酒精继续接触

（1）饮酒者停止继续饮酒。

（2）接受酒精擦浴者更换擦浴液体，建议温水擦拭皮肤至酒精味消散。

（3）吸入中毒者脱离特殊环境，如酒窖、酒类制品加工车间，开窗通气；脱去污染衣物，清洗污染皮肤等。

（二）对症治疗

按中毒程度不同分别处置。

1.轻度中毒

一般以观察为主，无需特殊处理。醉酒者可以卧床休息、保暖、适当饮温水。并进食绿豆汤，以及梨子、荸荠（马蹄）、西瓜、橘子之类的水果。刺激性饮品如浓茶、咖啡不建议大量饮用。

2.中度中毒

（1）意识清晰又合作的醉酒者，可以用手法催吐。先饮温水300～500 mL，后用手指或勺柄自行刺激咽后壁或舌根诱发呕吐，可重复刺激至胃内容物完全吐出。若呕吐物混咖啡色样物质、或胸腹部出现剧烈疼痛时，应及时终止催吐，以避免消化道出血或空腔脏器穿孔。既往有癫痫、食管－胃底静脉曲张、心脏病史者慎用此法。

（2）过度兴奋、躁动或动作失衡者，应限制肢体活动或适当约束，以避免意外伤害事件发生。必要时使用小剂量的镇静剂如地西泮5～10 mg，肌肉或静脉注射。慎用吗啡、氯丙嗪及巴比妥类镇静剂。

（3）密切观察病情变化。重点观察呼吸、脉搏、瞳孔和神志的异常变化。

3.重度中毒

（1）醉酒者平卧或侧卧休息，头偏向一侧，取出口腔义齿，口于最低位避免误吸。

（2）及时清除口腔分泌物。施救者可以采取手指清扫，或利用车载负压吸引装置清除。

（3）安置口咽通气管，防止舌根后坠。

（4）吸氧、建立静脉通道。

（5）维持呼吸和循环功能：对于呼吸抑制者，可给予中枢兴奋剂哌甲酯（利他林）20 mg、尼可刹米 0.375 g 肌内或静脉注射；对于低血压者可予积极的液体扩容，必要时给予血管活性药升压。如醉酒者出现呼吸、心搏骤停，立即实施心肺复苏术。

（6）促使乙醇转化：50％葡萄糖液 20～100 mL 静脉缓推或快速滴入。

（7）保护大脑功能：纳洛酮是非酒精中毒的特效解毒剂，有助于缩短昏迷时间，0.4～0.8 mg 静脉注射，必要时可以重复使用。

（8）进一步的综合救治，建议转运入院后完成。

（三）紧急救治严重的意外伤害事件或其他急症

1.创伤现场救护术

适用于醉酒者合并发生的意外伤害事件，如锐器伤、摔伤、烫伤等。救护原则为：先止血后包扎，先固定后转运。首先处理体表可见的大出血，切勿盲目转运，以避免产生严重不良后果（现场救护的四项基本技术止血、包扎、固定、转运的具体实施参见本书相关章节）。

2.紧急救治其他急症

（1）合并低血糖昏迷者给予 50％葡萄糖静脉注射，具体用量根据便携式血糖仪检测结果而定，注意监测血糖水平。

（2）初步考虑合并糖尿病高渗性昏迷者现场以限糖和大量补液为主。

（3）合并窒息性气体中毒者应首先脱离中毒环境，开窗通气，吸氧。

（4）合并过量服药、吸食毒品或发生脑卒中者以保护气道通畅、维持呼吸与循环功能稳定为首要任务；密切观察生命体征变化，对症救治。

（5）出现意识障碍程度加重、双侧瞳孔不等大的醉酒者，应给予积极的降低颅内压处理：首先可予球囊面罩过度通气的方法，能够迅速降低动脉血二氧化碳分压（$PaCO_2$），这是现场最迅速有效、可行性较大的降低颅内压方法，推荐早期使用；其次，给予甘露醇 0.25～0.5 g/kg 在 20 分钟内快速静脉滴入；必要时，交替使用呋塞米 20～40 mg 静脉推注。进一步的综合救治建议转入院内完成。

四、注意

（一）酒后猝死的可能因素

酒中的乙醇含量越高，吸收越快，就越易醉人。各类酒制品的酒精含量明显不同：啤酒含酒精 3%～5%；黄酒 16%～20%；果酒 16%～28%；葡萄酒 18%～23%；白酒 40%～65%；低度白酒也含酒精 24%～38%。饮酒后，乙醇在消化道中被吸收入血，血中的乙醇 90% 由肝脏来代谢解毒。先是在肝内由醇脱氢酶作用转化为乙醛，后又在醛脱氢酶作用下转化为醋酸（乙酸），醋酸再进一步分解为水和二氧化碳，全过程需 2～4 小时。

因此，如果一次饮酒量过大、饮酒速度过快、饮酒持续时间长、酒精中毒程度严重并且出现并发症等，都有可能导致醉酒后猝死。

（二）遗漏酒精中毒合并颅脑外伤

1.遗漏原因

（1）现场病史采集受阻。严重醉酒者常因为昏睡、昏迷不能主动提供病史，而现场可以无目击者提供客观信息；部分醉酒者情绪不稳，不配合查体，导致病史收集困难。

（2）症状重叠、相互掩盖。意识障碍是重度酒精中毒和重型颅脑外伤的共同表现，二者合并发生时部分症状产生重叠，相互影响，容易麻痹现场施救者，使其对颅脑损伤的早期警惕、临床特点的判断发生偏差。

（3）病情进一步发展。在现场救治过程中，醉酒者意识障碍的程度逐步加重，但与饮酒量明显不一致；出现喷射样呕吐、脉搏缓慢或双侧瞳孔不等大等异常症状和体征，都提示醉酒者可能合并颅脑外伤所致的颅内高压等。

2.防止措施

避免遗漏的关键，在于提高施救者对酒精中毒与颅脑外伤之间相互关系的认识。现场救护中首先应排除客观因素干扰，重点采集特征病史（询问饮酒量、饮酒时间、有无颅脑外伤史、受伤经过等；快速评估头皮有无损伤、瞳孔变化、肢体活动情况等），结合对异常症状和体征的动态观察及全面分析，以此准确评估醉酒者的病情严重程度，及时施救，方能降低误诊或漏诊率，防范酒后猝死的发生。

（三）酒精中毒的预防

（1）开展反对酗酒的宣传教育，成立戒酒社团，加强文娱体育活动，积极推广建立健康的生活方式。

（2）改变节假日饮酒习惯，推荐低度酒或酒类饮品，控制自己的饮入量，限量饮酒。

（3）忌空腹饮酒，建议饮酒前适当进食高热量、高蛋白饮食。

第六节　吸毒过量初步急救

一、概述

吸毒的国际通称是药物滥用（drug abuse），吸毒过量又称急性毒品中毒，是指人体短时间内摄入超过个体耐受量的毒品导致异常精神症状、各类生理损害的急性综合征。严重者引起呼吸、循环衰竭危及生命，需要及时救治。

（一）毒品分类

我国将毒品分为麻醉（镇痛）药品和精神药品两大类。前者包括阿片类，如各类吗啡、可待因、哌替啶、海洛因、美沙酮、鸦片等；可卡因类，如可卡因、古柯叶、古柯膏等；大麻类，如印度大麻。后者包括中枢兴奋药，如苯丙胺及其衍生物，常见的冰毒、摇头丸即属于此类；致幻药，如氯胺酮（俗称 K 粉）、麦角二乙胺、苯环己哌啶等；中枢抑制药，如镇静催眠药、抗焦虑药。

目前世界范围内流行的毒品是阿片类、苯丙胺类和氯胺酮。应当注意毒品是一个相对概念，以治疗目的使用时是药品，非治疗目的的滥用方成为毒品。

（二）吸毒方式

毒品摄入方式多种多样，包括口服、吸入（鼻吸、烟吸、烫吸、口鼻吸、直肠黏膜吸收）、注射（皮下、肌内、血管注射）等。导致毒品使用者更容易发生中毒的基础因素包括伴有严重肝肾或肺部疾病、严重甲状腺或肾上腺皮质功能减退、胃排空延迟、与酒精或镇静催眠药同时服用、体质衰弱等。

（三）中毒机制

各类毒品的中毒机制也有所不同。阿片类主要通过激活中枢神经系统内阿片受体产生镇痛、镇静、抑制呼吸、恶心、兴奋、致幻、欣快等作用，长期使用易产生药物依赖性。阿片成年人口服致死量为 2～5 g，吗啡肌内注射致死量 250～300 mg，海洛因致死量为750～1200 mg；苯丙胺类通过促进脑内儿茶酚胺递质释放，减少 5-羟色胺含量产生神经兴奋和欣快感，致死量为20～25 mg/kg；氯胺酮能选择性阻断痛觉冲动向丘脑－新皮层传导，对脑干和边缘系统有兴奋作用，大剂量也能产生呼吸抑制。

二、判断

吸毒过量判断要点如下：

（一）判断是否为吸毒及毒品种类

（1）知情者提供病史；但吸毒是违法行为，不排除有意隐瞒的情况。

（2）无确切病史提供时，通过以下 4 点来评估吸毒过量的可能性。

1）观察四肢皮肤有无沿静脉走向的注射痕迹；观察有无由烫

吸而引起的鼻腔黏膜的充血、溃疡等。

2）无慢性病史，不能以其他内科疾病、药物中毒、理化损伤解释的精神、意识障碍，呼吸抑制。

3）出入娱乐场所，所有较大涉毒可能的青年人。

4）常见毒品过量的典型症状：①阿片类中毒：典型表现为昏迷、瞳孔缩小、呼吸抑制"三联征"。其中吗啡中毒多伴有血压下降、发绀；海洛因中毒多伴有非心源性肺水肿、心律失常、呼吸浅促；哌替啶中毒不同处是瞳孔扩大、心动过速；美沙酮中毒还可能导致失明、下肢瘫痪等。②苯丙胺类中毒：轻者兴奋、神志混乱、产生幻觉，重者瞳孔扩大、血压升高、心律失常、高热惊厥或昏迷，可伴发颅内出血、DIC、循环衰竭，肝肾功能衰竭。③氯胺酮中毒：以神经精神症状为主，常见语言混乱、精神错乱、幻觉、高热与谵妄、木僵等。

（3）实验室检查：有条件可留取胃内容物、呕吐物或尿液、血液等，进行毒品定性检查以协助判断。

（4）诊断性治疗：疑为某种毒品中毒，给予相应解毒剂后观察疗效。如纳洛酮能快速缓解吗啡中毒。

（二）判断病情的轻重

按吸毒过量的病情程度大致分为轻、中、重3种，但是注意三者间可相互转化，故不宜机械界定。

1.轻度

以精神症状为主，无意识障碍，呼吸、循环、氧合等重要生命体征及生理指标稳定。

2.中度

无严重意识障碍，呼吸、循环、氧合基本稳定。

3.重度

出现严重意识障碍、呼吸抑制、呼吸衰竭、循环衰竭；有严重并发症；出现严重生理功能紊乱或脏器功能不全。

三、急救

吸毒过量需要及时进行现场急救，病情属于中、重度者应送往医院做进一步救治。

（一）现场急救

重点在于呼吸功能的维护。

1.清除摄入毒物

减少毒品的进一步吸收。

（1）催吐：适用于口服毒品、且神志尚清楚者，注意禁用阿朴吗啡催吐，以防加重病情。

（2）洗胃：对服用大量毒品者予 0.02%～0.05% 高锰酸钾洗胃，服毒后胃排空可能延迟，故不必拘泥常规洗胃时间，对中毒较久的口服者仍可考虑洗胃。

（3）导泻：予 50% 硫酸镁导泻加速毒物排泄。

（4）药用炭吸附：有条件可于催吐洗胃后服用。

（5）结扎肢体：皮下及肌内注射者可结扎注射部位上方肢体，减缓吸收。注意结扎带需要间断放松。

（6）冷敷：对皮下及肌内注射者还可通过在局部冷敷减缓吸收。

2.维护呼吸功能

吸毒过量死亡者，大多是早期呼吸衰竭致死，所以应高度重视对呼吸衰竭的防治。

（1）维持气道通畅：有意识障碍或呼吸抑制者取平卧位，头偏向一侧，有舌后坠者用舌钳拉出或置口咽管，及时清除气道分泌物及呕吐物，避免误吸，给予吸氧。

（2）建立人工气道：对呼吸衰竭明确者，尽早行气管插管、人工通气。

3.维护循环功能

（1）休克者可取头低脚高位，以增加回心血量及改善脑供血。

（2）尽早建立静脉通道，以利及时使用解毒药、输液维持血容量，改善循环衰竭。

（二）药物治疗

如具备条件，现场可予以下处理，重点在及时使用解毒剂。

1.使用解毒药

阿片类中毒应立即予纳洛酮 1～2 mg 静脉注射，2～5 分钟重复，总量可用到 20 mg，如仍无效要警惕合并其他药物中毒、脑血管意外、脑缺血缺氧性损害等。苯丙胺类中毒引起的中枢症状可用氟哌啶醇或地西泮（安定）对抗，但使用时应注意呼吸循环状况。

2.防治肺水肿

阿片类中毒特别是海洛因容易导致非心源性肺水肿，可考虑早期使用地塞米松 10～20 mg 静脉注射，如循环能维持，在补液同时可使用利尿剂，如呋塞米 20 mg 静脉注射。

3.重症的急救

发生呼吸心搏骤停者立即行心肺复苏术，此类情况多有严重酸中毒，除常规使用肾上腺素等复苏药物外，可予 5% 碳酸氢钠纠酸。重症送往医院途中，还要强调呼吸、循环功能的维持。

四、注意

吸毒过量初步急救中应注意如下要点：

（一）重在预防

通过加强打击毒品犯罪、开展禁毒教育、普及毒品知识等工作减少吸毒人员。通过加强麻醉（镇痛）药品和精神药品的规范管理、严格掌握适应证和用药剂量、规范戒毒及替代治疗等工作，以减少医源性毒品中毒的发生。

（二）急救重点

一是及时使用纳洛酮等解毒药；二是注意对呼吸衰竭的防治。

（三）自我防护

吸毒人群的传染病发病率远高于普通人群，救治人员应有自我防护意识，重点在于保持皮肤黏膜的完整；此外吸毒者的排泄物、分泌物、所用物等，均应消毒处理。

第七节　化学物中毒初步急救

一、概述

化学物中毒是指各种致病化学物质通过呼吸道、消化道或皮肤黏膜等途径进入人体引起机体的一系列损害。

化学物可来于自然界，也可来自工业生产中的"三废"（废水、废气和废渣）污染。包括农药、药物、各种有毒气体、重金属、强酸或强碱以及有机溶剂等化学物的中毒。本节重点描述有机溶剂和强酸、强碱引起的急性中毒。

由于化学物与职业和工作环境密切相关，急性中毒常常受累人数较多、病情复杂。因而及时、准确、高效的现场急救，是化学物中毒者抢救成功的关键。

二、判断

要对化学毒物中毒者进行现场急救，就必须迅速根据其职业和工作场所以及接触的物品判断是否中毒，迅速了解中毒的人数，快速评估中毒者的病情，根据轻、中、重的不同程度进行分类处置。

化学物急性中毒的共同点是：有明确的毒物接触史；接触相同的化学物质者均发病；病情的轻重与接触毒物的剂量和时间有关；不同的化学物中毒其临床表现具有自身的特点。

三、急救

急性化学物中毒以发生急骤、变化快速、处理不当则死亡率高为其特点。现场急救时应做好分工合作，在尽快抢救中毒者的同时，积极搜集现场资料，尽可能早期明确化学毒物的来源、性质、浓度，了解中毒者与毒物接触的剂量和时间。

根据现场情况具体实施以下处理：

（一）脱离中毒环境，清除体表污染

迅速将中毒者移至空气新鲜处，脱下一切污染衣物，彻底清洗污染部位。不必苛求冲洗液的种类，冲洗液的量往往比冲洗液的类型更重要。在无条件的情况下，以清水充分淋洗即可，禁用热水。酸、碱溅入眼内时，应充分清洗，若无流动水时可将面部浸入清洁水盆中，拉开眼睑，摆动头部，冲（浸）洗时间不能少于 30 分钟。

（二）清除胃肠道化学毒物

口服中毒是最常见的中毒途径之一，除非中毒者为休克、惊厥或毒物为腐蚀性物质时，否则应对所有摄入物进行清除。可采取以下方法：

1.催吐

（1）刺激催吐：如中毒者处于清醒状态，可嘱用手指、筷子或棉棒等物刺激软腭、咽后壁及舌根部催吐，未见效时，嘱其饮温水300 mL，再用上述方法刺激呕吐，如此反复进行，直到呕出清亮胃内容物为止。

（2）药物催吐：若现场允许可考虑使用依米丁等药物催吐，但注意避免发生吸入性肺炎。

2.洗胃

服入毒物 6 小时内均应洗胃，1 小时内洗胃效果更好。但是在摄入毒物较多时、毒物溶化慢或为缓释剂时、毒物作用或胃排空时间延长者，不应受 6 小时的胃生理排空时间的限制，原则是洗胃要及时和彻底。

3.导泻

催吐和洗胃后，由胃管注入或口服泻药，清除进入肠道的毒物，阻止毒物由肠道吸收。导泻常用硫酸钠或硫酸镁，15 g 溶于水中口服或由胃管注入。由于镁离子吸收过多对中枢神经系统有抑制作用，故对肾或呼吸衰竭、心血管功能不稳定者应慎用。

4.灌肠

用于口服中毒 6 小时以上导泻无效者,可用 1‰温肥皂水连续多次灌肠。

(三) 减少毒物的吸收

1.吸附剂

药用炭是最有效的强力吸附剂,安全、可靠,值得推荐。成人用量为 50～100 g,加水 300～400 mL 口服或由胃管注入,几乎可用于所有经口中毒者。

2.中和剂

摄入强酸者可给弱碱液中和,如氢氧化铝凝胶 60 mL 或镁乳 60 mL,忌用碳酸氢钠,因其遇酸后可生成二氧化碳,使胃肠充气膨胀,有造成穿孔的危险。摄入强碱者可用 1‰～5‰的醋酸、淡醋或橘子汁等中和。

3.溶剂

口服脂溶性毒物(如汽油或煤油)时,可先用液状石蜡 150～200 mL,使其溶解不被吸收,后予洗胃。

4.保护剂

牛奶、蛋清、米汤、植物油等能减轻毒物的腐蚀作用保护消化道黏膜,适用于强酸、强碱中毒,酚类中毒宜用植物油,有缓解吸收和保护黏膜作用。

(四) 促进已吸收毒物排出

促进已吸收的毒物排出可减轻中毒症状,改变临床过程,减少死亡。现场促排的方法主要是强化利尿。但对有心、肺和肾功能障碍者慎用。方法为:快速大量静脉输注 5‰～10‰的葡萄糖溶液或 5‰的糖盐水溶液,500～1000 mL/h,同时静脉注射呋塞米20～80 mg。

(五) 特殊解毒剂治疗

凡有解毒剂的化学物中毒,要尽早使用特殊解毒剂。如用 1‰亚甲蓝 5～10 mL 溶于葡萄糖液 20～40 mL 中,缓慢静脉滴注可用于亚硝酸盐和苯的氨基硝基化合物中毒等。

（六）对症处理

急性化学物中毒大多有不同程度神经、精神损害的表现。对惊厥、抽搐者，给予安定、苯巴比妥钠等止惊、镇静治疗。有脑水肿表现者及时用甘露醇脱水处理。

四、注意

急性化学物中毒常常发生于工作场所，多为突发性、涉及的人数众多。这要求现场急救人员应具备以下技能：熟悉常见化学物的种类、中毒机制；懂得自我防护知识及正确指导他人防护，按照应急预案，服从统一指挥、有条不紊地进行现场急救。

现场急救的任务是：及时控制危害源，抢救中毒者，指导群众防护和组织撤离，消除危害后果等。

（一）有机溶剂的分类及常见化学物中毒机制

有机溶剂品种繁多，常见于工业原料、实验的反应介质、稀释剂、清洁剂、防腐剂、内燃机燃料等，根据其化学组成可分为9大类：

（1）脂肪开链烃类：正乙烷、汽油、煤油。

（2）脂肪族环烃类：环乙烷、环乙烯、萘烷。

（3）芳香烃类：苯、甲苯、二甲苯、乙苯。

（4）卤代烃类：氯甲烷、溴甲烷、氯仿、四氯化碳、二氯乙烷、三氯乙烯。

（5）醇类：甲醇、乙醇、氯乙醇、三氯丙醇。

（6）醚类：乙醚、异丙醚、二氯乙醚。

（7）酯类：甲酸甲酯。

（8）酮类：丙酮、丁酮、庚酮、环乙酮、甲基正丁基酮。

（9）其他：二硫化碳、二甲基甲酰胺、二甲基乙酰胺。

各类化学物中毒的机制各不相同，现重点介绍以下几种常见化学物的中毒机制与现场诊断要点，见表3-3。

表 3-3　常见化学物中毒机制及诊断要点

毒物种类	中毒机制	诊断要点
强酸	1.引起接触部位细胞脱水、蛋白质凝固、组织坏死 2.形成酸雾,刺激呼吸道黏膜 3.吸入血后引起酸中毒	1.接触史或口服史 2.临床表现:皮肤黏膜灼伤,口服者可发生消化道穿孔,吸入者有呼吸道损伤
强碱	1.引起细胞脱水 2.与蛋白质结合,形成碱性蛋白化合物 3.皂化脂肪,大量产热	1.接触史 2.临床表现:皮肤黏膜灼伤、消化道及呼吸道损伤
苯	急性毒性作用干扰细胞膜的脂质和磷脂代谢,抑制氧化还原功能,麻痹中枢神经系统	1.接触史 2.临床表现:急性中毒者主要是中枢神经系统抑制症状
甲醇	1.对中枢神经系统的麻醉作用 2.损害有氧代谢 3.损害视网膜及视神经	1.接触史 2.临床表现:主要为中枢神经系统抑制及视神经损害
汽油	1.去脂作用 2.对中枢神经系统的麻痹作用 3.刺激皮肤黏膜	1.接触史 2.中枢神经系统,吸入者有呼吸道损伤及肺水肿
苯胺	1.产生高铁血红蛋白 2.作用于红细胞中珠蛋白分子的巯基,导致溶血 3.与神经系统类脂作用,引起神经细胞脂肪性变	1.接触史 2.临床表现:发绀、呼吸困难、意识障碍,溶血性贫血、肝肾损害

（二）迅速启动应急预案,作好自我防护及正确指导他人防护

各业务部门在急性化学物中毒事件发生时迅速启动应急预案,并做到:

（1）充分评估环境安全,在确认安全的情况下做好自身的防护,如戴好防护眼镜、口罩、帽子及防护衣裤,有挥发性的化学物中毒应戴好防毒面具才能进入现场。

（2）当救护的医务人员少、中毒人员多时,救治工作可采用流水作业法,由 1 名有经验的医师负责将中毒人员初检分型,分出轻、

中、重伤员；第二批医师负责将伤员按类集中，其他医师护士对伤员实行紧急处置，及时转送医院救治。为避免救治工作的紊乱，可按下列程序采取急救处理：去除伤员污染衣物→冲洗→共性处理→个性处理。注意保护伤员的眼睛（不要遗漏对眼睛的处理）。同时可组织中毒者自救互救，轻者自行清除污染衣物，也可帮助他人清除污染衣物。

（3）迅速控制中毒源，这需要消防、公安等多方大力的配合。突发化学物中毒事件的紧急处置是一项复杂的工作，需要当地政府的协调、相关行业（企业）的配合与积极参与，才可能取得最佳的处置与救援效果。

第四章

常见危重症的急救护理

第一节　急性心肌梗死

急性心肌梗死（acute myocardial infarction，AMI）属冠状动脉粥样硬化性心脏病的严重类型，是在冠状动脉粥样硬化的基础上，由持久的严重的急性心肌缺血所引起的部分心肌坏死。临床上有剧烈而较持久的胸骨后疼痛、发热、白细胞增多、血清酶活性增高及心电图系列演变等表现，可伴有心律失常、休克或心力衰竭。本病在欧美常见，20世纪50年代美国病死率＞300/10万人口，20世纪70年代以后降到＜200/10万人口。在我国本病远不如欧美多见，但有逐年增多的趋势。

一、病因及发病机制

（一）病因

基本病因是冠状动脉粥样硬化（偶由冠状动脉痉挛、栓塞、炎症、先天畸形、外伤和冠状动脉阻塞所致），受累动脉的内膜有类脂质的沉着，复合糖类的积聚，继而纤维组织增生和钙沉着，并有动脉中层的病变。造成管腔狭窄和心肌供血不足，而侧支循环尚未建立时，在此基础上，若出现粥样斑块破裂、出血，血栓形成或持续痉挛，使冠状动脉管腔完全闭塞而导致心肌梗死。一旦冠状动脉供血进一步急剧减少或中断20~30分钟，使心肌严重而持久地急性缺血达半小时以上，即可发生心肌梗死。另外，心肌梗死发生时伴有休克、失血、脱水、严重心律失常、重体力活动、情绪激动或血压剧升均可使冠状动脉血流量进一步下降，促使心肌细胞急性缺血缺氧甚至坏死范围扩大。

（二）诱因

AMI在春、冬季发病较多，与气候寒冷、气温变化大有关。发病时大多无明显诱因，常在安静或睡眠时发病，昼夜周期，凌晨6点至中午12点是AMI发生的高峰时间段。部分患者发病于剧烈体力劳动、精神紧张或饱餐之后。此外，休克、出血、心动过速和用力大便亦可诱发。因此，护理人员应加强对冠心病患者的健康宣教，减少或避免诱发因素，有助于降低AMI的发病。

（三）发病机制

1.血管病变与不稳定斑块的演变

包括斑块的破裂、糜烂和急性血栓形成。

（1）斑块的破裂和糜烂：动脉粥样硬化不是一持续的直线的过程，而是一稳定与不稳定阶段相交替的。"稳定斑块"通常是指同心性斑块，其纤维幅较厚，脂质坏死核心小或无，平滑肌细胞多而炎性细胞少，胶原含量占70%以上，不易破裂。斑块破裂的发生是多种因素相互作用的结果。从影响因素上看，这种斑块破裂既有主动因素，也有被动因素。

（2）急性血栓形成：急性血栓是在一定的病理基础上继发形成的。其速度和大小主要取决于斑块的破裂程度和体内凝血纤溶状况。值得注意的是，冠脉斑块破裂时，某些局部或全身血栓形成因素也可能影响血栓产生的程度和持续时间。既往研究显示，趋于破裂的斑块脂质不同脂肪酸的相应比例能影响局部血小板聚集和血栓形成。当斑块破裂引起内皮功能障碍时，内皮细胞的抗血栓作用也随之消失。大量暴露的脂质核通过细胞因子的介导可促进大量血栓的形成及更多组织因子的聚集，而且这些组织因子的活性和巨噬细胞的存在密切相关。

2.血管收缩

斑块破裂时，由5-羟色胺和血栓素A_2介导产生血小板依赖性和凝血酶依赖性血管收缩，此时，血管内皮功能严重受损，提示这些物质可能对血管舒张细胞具有直接作用。

二、临床表现

(一) 先兆症状

AMI 患者约 50%～80%有前驱症状，患者可在发病前数日有乏力、胸部不适、活动时心悸、气急、烦躁和心绞痛等，其中以新发生心绞痛或原有心绞痛加重最为突出。凡 40 岁以上，遇有下列情况应怀疑 AMI，及时住院并按梗死处理，同时动态观察心电图及血清酶变化：①首次心绞痛发作，持续 15～30 分钟或更久，硝酸甘油效果不佳者；②原为稳定型劳累性心绞痛，近日疼痛次数、持续时间及程度均明显加重者；③疼痛伴有恶心呕吐、面色苍白、大汗、头晕和心悸者；④发作时伴有血压剧增或骤降，或伴有心律失常和左心功能不全者；⑤疼痛伴 ST 段明显抬高或压低，T 波高尖或冠状倒置者。发现上述梗死先兆症状，如及时处理，有可能使部分患者避免发生心肌梗死。

(二) 症状

临床表现与梗死面积大小、梗死部位和侧支循环情况密切相关。

1.疼痛

为最早出现的症状，多发生于清晨。疼痛的特点如下：

(1) 诱因：无明显诱因，且常发作于安静时（体力劳动、情绪激动、饱餐和寒冷诱发）。

(2) 部位：典型的疼痛部位为胸骨体上段或中段的后方，也可在心前区，疼痛范围大小如手掌，常放射至左肩沿左肩前内侧直至小指、无名指，颈部、下颌及咽部，至左肩胛区或上腹部并伴有消化道症状。

(3) 性质：多为压迫、紧缩，有濒死感。疼痛程度可轻可重，表情焦虑，面色苍白，出汗，停止动作，直至症状缓解。

(4) 持续时间：程度较重，持续时间长，有长达数小时甚至数天。

2.全身症状

发热、心动过速、白细胞增高和红细胞沉降率增快，由坏死物质引起。一般在疼痛 24～48 小时出现，程度与坏死范围呈正相关。

3.胃肠道症状

疼痛可伴有恶心、呕吐和上腹胀痛，与迷走神经受坏死物质刺激和胃肠组织灌注不足有关。

4.心律失常

见于 75%～95% 的患者，多发生在起病 1～2 天，以 24 小时内最多见，各种心律失常中以室性心律失常最多，尤其是室性期前收缩。

5.休克

见于 20% 的患者，数小时至 1 周内发生，主要原因：①心肌受损，左心室排血量急剧下降；②剧烈胸痛引起神经反射性血管扩张；③因呕吐、大汗和摄入不足导致血容量不足。

6.心力衰竭

主要是急性左心衰竭，可在起病最初几天内发生，或在疼痛、休克好转阶段出现，有呼吸困难、咳嗽、发绀和烦躁等症状，严重者可发生肺水肿，随后可发生颈静脉怒张、肝大和水肿等右侧心力衰竭表现。

（三）体征

1.心脏体征

心率增快，心尖区第一心音减弱，出现第四心音（心房性）。若心尖区出现收缩期杂音，多为乳头肌功能不全所致。反应性纤维心包炎者，有心包摩擦音。

2.血压

除了极早期血压可增高外，几乎所有患者均有不同程度的血压降低，起病前有高血压者，血压可降至正常。

（四）实验室检查

起病后 24～48 小时白细胞增高，以中性粒细胞为主；红细胞沉降率加快；均可持续 1~3 周；起病数小时至 2 天内，血中游离脂肪酸增高；血和尿肌红蛋白增高，其高峰较血清心肌酶出现早，而恢复慢；血清肌钙蛋白 I 或 T 的出现和增高，也是反映心肌梗死的指标。

（五）诊断

1.心电图的特征性变化

心电图常有进行性的改变，对心肌梗死的诊断、定位、定范围、估计病情演变和预后都有帮助。

（1）急性心肌梗死最早期的心电图表现：严重的急性冠状动脉供血不足，表现为巨大高耸的 T 波和（或）ST 段抬高，但无 Q 波形成。

（2）急性期的心电图典型表现：出现病理性 Q 波，损伤性 ST 段抬高，缺血型 T 波倒置，病理性 Q 波可呈 Qr 型、QR 型和 QS 型，ST 段呈凸面向上、弓背抬高的单向曲线，伴 T 波倒置。

（3）演变期的心电图典型表现：上升的 ST 段开始逐步下降，回到等电位线，倒置的 T 波逐渐加深呈冠状"T"，然后又由深变浅，异常 Q 波、QS 波仍存在，有些患者 Q 波可能逐渐变浅或出现 r 波，此期约 3~6 周。有的病例 ST 段不能回到等电位线，若 ST 段仍上升可能合并心室壁瘤。

（4）慢性稳定期、陈旧性心肌梗死的心电图典型表现：倒置的 T 波恢复正常或长期变化，个别病例异常 Q 波或 QS 波，随着梗死的修复，Q 波可变窄或消失。总之，异常 Q 波是心肌梗死的主要诊断依据，ST 段抬高是诊断心肌梗死的急性期，ST 段回到等电位线标志演变期的开始。

2.血清心肌酶增高及其动态变化

AMI 时血清酶均成倍增高，峰值可高达正常的十几倍，其中肌酸磷酸激酶（creatine phosphokinase, CPK）的同工酶 CPK-MB 和乳酸脱氢酶（lactic dehydrogenase, LDH）的同工酶 LDH_1 诊断的特异性最高，其增高的程度能较准确地反映梗死的范围。溶栓治疗后冠脉再通加速了心肌酶从坏死组织向血中释放，其

CPK 及 CPK-MB 高峰出现时间是否提前有助于判断溶栓治疗是否成功。

（1）肌酸磷酸激酶（CPK）：CPK 在梗死后 4～8 小时开始升高，24 小时达高峰，72 小时降至正常。CPK 有 3 种同工酶：CPK-BB、CPK-MB、CPK-MM，其中 CPK-MB 为心肌所特有，诊断 AMI 有高度敏感性和特异性。若发病后 24 小时仍无 CPK-MB 活性增高，可除外 AMI。临床上可根据 CPK-MB 定量，推算梗死范围并判断预后。

（2）门冬氨酸氨基转移酶（aspartate aminotransferase，AST）：梗死后 6～12 小时开始升高，1～2 天达高峰，7 天后恢复正常。AST 为心脏非特异性酶，其增高还可见于心肌炎、心力衰竭、肝炎、肝淤血、肺梗死、休克及肌病。当 AST/ALT＞1 时，提示心肌梗死，可与急性肝损伤鉴别。

（3）乳酸脱氢酶（LDH）：梗死后 24～48 小时开始升高，3～6 天达高峰，7～14 天降至正常。LDH 有 5 种同工酶：正常血清中 LDH_2＞LDH_1＞LDH_3＞LDH_4＞LDH_5，其中 LDH_1 在心肌中含量最高，当 LDH_1＞LDH_2 时，对 AMI 有诊断价值。LDH 在肝病、肺梗死、心力衰竭和休克时均不增高，故诊断 AMI 有一定特异性。红细胞内 LDH 含量较血浆高出 150～1000 倍，故采血时应避免溶血。

（4）肌钙蛋白 T（troponin T，TnT）：肌钙蛋白由 TnT、TnI（肌钙蛋白 I）和 TnC（肌钙蛋白 C）3 个亚组组成，均存在于心肌。当前主要检测 TnT，当心肌损伤后，心肌细胞内的肌钙蛋白溢出血液而被检出。AMI 时心肌 TnT 的测定更特异、更敏感，常更早即为阳性，此种检测正在被推广。

综合以上酶谱分析，AMI 入院后第 1 天，于发病后 6、8、10、12、14、16、20、24 小时抽静脉血查肌酸激酶（CK）、肌酸激酶同工酶（CK-MB）和肌钙蛋白各 1 次，以后每天 1 次至正常。以帮助诊断，且能估计病情演变。

三、急救护理

（一）急救原则

尽快恢复心肌的血液灌注以挽救濒死的心肌，防止梗死范围扩大，或缩小心肌缺血范围，保护和维持心脏功能，及时处理严重心律失常、泵衰竭和各种并发症，防止猝死。争取在发病后1~3小时迅速送入急诊室、心脏监护室或心导管室，以便及早进行冠状动脉造影或溶栓治疗。转送途中应连续心电监护，备好抢救药品及除颤装置。

（二）急救措施

1.绝对卧床休息

就地平卧，绝对休息，用最短的时间检测患者的生命体征，包括血压、脉搏和呼吸，初步判断有无心律失常、心力衰竭或休克，如心脏骤停，则立即就地心肺复苏。措施得当，成功率很高。待心律、血压和呼吸稳定后再转送入院。有条件时进行持续心电监护。

2.高流量吸氧

立即给予持续氧气吸入，4~6 L/min，以减轻心肌的耗氧量和心脏的负担。

3.镇静止痛

切实迅速止痛，常用吗啡5~10 mg皮下注射或肌内注射，或盐酸哌替啶50~100 mg肌内注射，必要时2~4小时重复1次。

4.溶栓治疗

再灌注治疗主要使用早期溶栓治疗，目前，早期溶栓重建血供是缩小梗死范围最有效的一种积极治疗方法。

（1）溶栓药物：常用溶栓药物有尿激酶、链激酶和重组织型纤溶酶原激活剂（tPA）等。

（2）经皮冠状动脉腔内成形术（percutaneous transluminal coronary angioplasty，PTCA）：PTCA已经被公认为一种目前最安全有效的恢复心肌再灌注的手段。急诊PTCA及支架术是目前有条件医院治疗急性心肌梗死的首选方法。

1）补救性 PTCA：经溶栓治疗，冠状动脉再通后又再堵塞，或再通后仍有重度狭窄者，如无出血禁忌，可紧急施行 PTCA，随后再安置支架。预防再梗和再发心绞痛。

2）直接 PTCA：不进行溶栓治疗，直接进行 PTCA 作为冠状动脉再通的手段，其目的在于挽救心肌。适应证：①对于有溶栓禁忌证或不适宜溶栓的患者，以及对升压药无反应的心源性休克患者应首选直接 PTCA；②对有溶栓禁忌证的高危患者，如年龄＞70 岁、既往有 AMI 史、广泛前壁心肌梗死以及收缩压＜100 mmHg、心率＞100 次/分或 Killip 分级＞Ⅰ级的患者，有条件时最好选择直接进行 PTCA。

5.控制心律失常

（1）室性期前收缩或室性心动过速：如心率＞70 次/分，有室性早搏或短暂阵发性室性心动过速，立即给予利多卡因 50～100 mg加 5％葡萄糖注射液 20 mL 静脉注射，每 5～10 分钟重复 1 次，至期前收缩消失或总量已经达到 300 mg，继续以 1～3 mg/min微量泵静脉滴注维持，待情况稳定后改为美西律 150 mg 每日 4 次口服。如无室性早搏，则一开始即按 1～4 mg/min静脉滴注，再护送入院。

（2）心室颤动：尽快进行非同步直流电除颤。室性心动过速药物无效应及早用同步直流电复律。

（3）缓慢心律失常：如心率＜50 次/分，且有低血压或室性早搏，可用阿托品 0.5～1 mg 肌内注射或静脉推注，再护送入院。

（4）二度以上房室传导阻滞：用临时人工心脏起搏器，待传导阻滞消失后撤除。

（5）室上性快速心律失常：可应用洋地黄制剂及维拉帕米。药物不能控制者可考虑同步直流电复律。

6.控制休克

低血压或休克者，给予多巴胺 5～10 mg/（kg·min）静脉滴注，并最好根据血流动力学监测结果用药。

(1) 补充血容量：估计血容量不足，中心静脉压下降者，用低分子右旋糖酐、10%葡萄糖500 mL 或 0.9%氯化钠注射液500 mL 静脉滴入。输液后中心静脉压＞18 cmH$_2$O，则停止补充血容量。

(2) 应用升压药：补充血容量后血压仍不升，而心排量正常时，提示周围血管张力不足，此时可用升压药。多巴胺或间羟胺微泵静脉使用，两者亦可合用。亦可选用多巴酚丁胺。

(3) 应用血管扩张药：经上述处理后血压仍不升，周围血管收缩致四肢厥冷时可用硝酸甘油。

(4) 其他：纠正酸中毒，保护肾功能，避免脑缺血，必要时应用糖皮质激素和洋地黄制剂。

(5) 主动脉内球囊反搏术：上述治疗无效时可考虑应用，在主动脉内球囊反搏术辅助循环下行冠脉造影，随即进行 PTCA。

7.治疗心力衰竭

主要治疗左侧心力衰竭。右室心肌梗死表现为右侧心力衰竭伴低血压者治疗以扩容为主，维持血压治疗，不宜用利尿药。

8.其他治疗

有助于挽救濒死心肌，防止梗死扩大，缩小缺血范围，根据患者具体情况选用。

(1) β受体阻滞药、钙通道阻滞药和血管紧张素转化酶抑制药的使用：改善心肌重构，防止梗死范围扩大，改善预后。

(2) 抗凝疗法：进行抗凝治疗，只要无禁忌证使用硝酸甘油静滴，或口服阿司匹林等药物。

(3) 极化液疗法：有利于心脏收缩，减少心律失常，有利于ST 段的恢复。极化液具体配置方法：10%氯化钾 15 mL＋胰岛素 10 U＋10%葡萄糖 500 mL 内静脉点滴，每日 1 次，7～14 天为一个疗程。

(4) 促进心肌代谢药物：维生素 C、维生素 B$_6$、1，6-二磷酸果糖和辅酶 Q$_{10}$等。

(5) 右旋糖酐 40 或淀粉代血浆：降低血黏度，改善微循环。

第二节　急性冠状动脉综合征

急性冠状动脉综合征（acute coronary syndrome，ACS）是冠状动脉在原有病变的基础上，由于血栓形成或痉挛而极度狭窄甚至完全闭塞，冠脉血流急剧减少，心肌严重缺血，而导致的一组症候群。在临床上主要包括不稳定心绞痛（unstable angina pectoris，UAP）、急性 ST 段升高性心肌梗死、急性非 ST 段升高性心肌梗死（non-ST elevation myocardial infarction，NSTEMI）这三类疾病。由于急性 ST 段升高性心肌梗死已在相关章节进行了阐述，本节将侧重于另外两组疾病。急性冠脉综合征具有发病急、病情变化快、病死率高的特点，所以病人来诊后均需进行监护，以达到最大限度降低病人住院病死率，这对急诊护理抢救工作提出了新的挑战。

一、概述

（一）概念

急性冠状动脉综合征（Acute Coronary Syndrome，ACS）是指急性心肌缺血引起的一组临床症状。ACS 根据心电图表现可以分为无 ST 段抬高和 ST 段抬高型两类。无 ST 段抬高的 ACS 包括不稳定性心绞痛（UA）和无 ST 段抬高的心肌梗死（NSTEMI）。冠状动脉造影和血管镜研究的结果揭示，UA/NSTEMI 常常是由于粥样硬化块破裂，进而引发一系列导致冠状动脉血流减少的病理过程所致。许多试验表明溶栓治疗有益于 ST 段抬高型 ACS，而无 ST 段抬高者溶栓治疗则未见益处。因此区别两者并不像以前那样重要了，而将两者一并讨论。

UA 主要由三种表现形式，即静息时发生的心绞痛、新发生的心绞痛和近期加重的心绞痛。新发生的心绞痛疼痛程度必须达加拿大心脏学会（CCS）心绞痛分级至少Ⅲ级方能定义为 UA，新发生的慢性心绞痛疼痛程度仅达 CCS 心绞痛分级Ⅰ～Ⅱ者并不属于

UA 的范畴。在临床上经常使用 Braunwald 对 UA 的分类，它有助
于进行危险度分层和指导临床治疗，具体见表 4-1：

表 4-1　Braunwald 不稳定心绞痛的临床分型

	A.有加重心肌缺血的心外因素（继发性不稳定心绞痛）	B.无加重心肌缺血的心外因素（原发性不稳定心绞痛）	C.急性心肌梗死后两周内发生（心梗后不稳定心绞痛）
Ⅰ.初发严重心绞痛或恶化型心绞痛，无静息痛	Ⅰ A	Ⅰ B	Ⅰ C
Ⅱ.过去一月内发生静息痛，但 48 h 内无发作（亚急性静息痛）	Ⅱ A	Ⅱ B	Ⅱ C
Ⅲ.48 h 内的静息痛（急性静息痛）	Ⅲ A	Ⅲ B	Ⅲ C

另外变异性心绞痛是由冠状动脉痉挛所致，是 UA 的一种特
殊表现形式。

（二）病理生理

ACS 的病理生理基础是由于心肌需氧和供氧的失衡而导致的
心肌相对供血不足，主要由 5 个方面的原因所导致：

（1）不稳定粥样硬化斑块破溃后继发的血栓形成造成相应冠
脉的不完全性阻塞，是 ACS 最常见的原因，由血小板聚集和斑块
破裂碎片产生的微栓塞是导致 ACS 中心肌标志物释放的主要原因。

（2）冠脉存在动力性的梗阻，如变异性心绞痛，这种冠脉局
部的痉挛是由于血管平滑肌和（或）内皮细胞的功能障碍引起，
动力性的血管梗阻还可以由室壁内的阻力小血管收缩导致；另外
一种少见的情况是心肌桥的存在，即冠脉有一段走行于心肌内，
当心肌收缩时，会产生"挤奶效应"导致心脏收缩期冠脉受挤压

而产生管腔狭窄。

（3）由内膜增生而非冠脉痉挛或血栓形成而导致的严重冠脉狭窄，这种情况多见于进展期的动脉粥样硬化或经皮穿刺冠脉介入治疗（PCI）后的再狭窄。

（4）冠脉的炎症反应（某些可能与感染有关，如肺炎衣原体和幽门螺旋杆菌），与冠脉的狭窄、斑块的不稳定以及血栓形成密切相关，特别是位于粥样硬化斑块肩部被激活的巨噬细胞和 T-淋巴细胞可分泌基质金属蛋白酶（MMP），可导致斑块变薄和易于破裂。

（5）继发性 UAP，这类病人有着冠脉粥样硬化导致的潜在狭窄，日常多表现为慢性稳定型心绞痛，但一些外来的因素可导致心肌耗氧量的增加而发生 UAP，如发热、心动过速、甲亢、低血压、贫血等情况。

冠状动脉粥样斑块破裂、崩溃是 ACS 的主要原因。斑块破裂后，血管内皮下基质暴露，血小板聚集、激活，继而激活凝血系统形成血栓，阻塞冠状动脉；此外，粥样斑块在致炎因子作用下，可发生炎细胞的聚集和激活，被激活的炎细胞释放细胞因子，激活凝血系统，并刺激血管痉挛，其结果是使冠状血流减少，心肌因缺血、缺氧而损伤，甚至坏死。心肌损伤坏死后，一方面心脏的收缩、舒张功能受损，心脏的射血能力降低，易发生心力衰竭；另一方面，缺血部位心肌细胞静息电位和动作电位均发生改变，与正常心肌细胞之间出现电位差，同时因心梗时病人交感神经兴奋性增高，心肌组织应激性增强，极易出现各种期前收缩、传导阻滞甚至室颤等心律失常。

二、临床表现

（一）症状

UAP 引起的胸痛的性质与典型的稳定型心绞痛相似，但程度更为剧烈，持续时间长达 20 min 以上，严重者可伴有血流动力学障碍，出现晕厥或晕厥前状态。原有稳定型心绞痛出现疼痛诱发阈值的突然降低；心绞痛发作频率的增加；疼痛放射部位的改变；出现静息痛或夜间痛；疼痛发作时出现新的伴随症状如恶心、呕吐、呼吸困难等；原来可以使疼痛缓解的方法（如舌下含化硝酸甘油）失效，以上皆提示不稳定心绞痛的发生。

老年病人以及伴有糖尿病的病人可不表现为典型的心绞痛症状而表现为恶心、出汗和呼吸困难，还有一部分病人无胸部的不适而仅表现为下颌、耳部、颈部、上臂或上腹部的不适，孤立新出现的或恶化的呼吸困难是 UAP 中心绞痛等同发作最常见的症状，特别是在老年病人。

（二）体征

UAP 发作或发作后片刻，可以发现一过性的第三心音或第四心音以及乳头肌功能不全所导致的收缩期杂音，还可能出现左室功能异常的体征，如双侧肺底的湿啰音、室性奔马律，严重左室功能异常的病人可以出现低血压和外周低灌注的表现，此外，体格检查还有助于发现一些导致继发性心绞痛的因素，如肺炎、甲亢等。

（三）心电图

在怀疑 UA 发作的病人，ECG 是首先要做的检查，ECG 正常并不排除 UA 的可能，但 UA 发作时 ECG 无异常改变的病人预后相对较好。如果胸痛伴有两个以上的相邻导联出现 ST 的抬高 ≥ 1 mm，则为 STEMI，宜尽早行心肌再灌注治疗。胸痛时 ECG 出现 ST 段压低 ≥ 1 mm、症状消失时 ST 的改变恢复是一过性心肌缺血的客观表现，持续性的 ST 段压低伴或不伴胸痛相对特异性差。

相应导联上的 T 波持续倒置是 UA 的一种常见 ECG 表现，这多反映受累的冠脉病变严重，胸前导联上广泛的 T 波深倒（≥ 2 mm）多提示 LAD 的近端严重病变。因陈旧心梗 ECG 上遗有 Q 波的病人，Q 波面向区域的心肌缺血较少引起 ST 的变化，如果有变化常表现为 ST 段的升高。

胸痛发作时 ECG 上 ST 的偏移（抬高或压低）和（或）T 波

倒置通常随着症状的缓解而消失，如果以上 ECG 变化持续 12 h 以上，常提示发生非 Q 波心梗。心绞痛发作时非特异性的 ECG 表现有 ST 段的偏移≤0.5 mm 或 T 波倒置≤2 mm。孤立的Ⅲ导联Q 波可能是一正常发现，特别是在下壁导联复极正常的情况下。

在怀疑缺血性胸痛的病人，要特别注意排除其他一些引起 ST 段和 T 波变化的情况，在 ST 段抬高的病人，应注意是否存在左室室壁瘤、心包炎、变异性心绞痛、早期复极、预激综合征等情况。中枢神经系统事件以及三环类抗抑郁药或吩噻嗪可引起 T 波的深倒。

在怀疑心肌缺血的病人，动态的心电图检查或连续的心电监护至为重要，因为 Holter 显示 85%～90%的心肌缺血不伴有心绞痛症状，此外，还有助于检出 AMI，特别是在联合连续测定血液中的心脏标志物的情况下。

（四）生化标志物

既往心脏酶学检查特别是 CK 和 CK-MB 是区分 UA 和 AMI 的手段，对于 CK 和 CK-MB 轻度升高不够 AMI 诊断标准的仍属于 UA 的范畴。新的心脏标志物 TnI 和 TnT 对于判断心肌的损伤，较 CK 和 CK-MB 更为敏感和特异，时间窗口更长，既往诊为 UA 的病人，有 1/5～1/4 TnI 或 TnT 的升高，这部分病人目前属于 NSTEMI 的范畴，预后较真正的 UA 病人（TnI/TnT 不升高者）要差。肌红蛋白检查也有助于发现早期的心梗，敏感性高而特异性低，阴性结果有助于排除 AMI 的诊断。

（五）核素心肌灌注显像

在怀疑 UA 的病人，在症状持续期 MIBI 注射行心肌核素静息显像发现心肌缺血的敏感性及特异性均高，表现为受累心肌区域的核素充盈缺损，发作期过后核素检查发现心肌缺血的敏感性降低。症状发作期间行核素心肌显像的阴性预测值很高，但是急性静息显像容易遗漏一部分 ACS 病人（大约占 5%），因此不能仅凭一次核素检查即作出处理决定。

三、诊断

（一）危险分层

1.高危病人

包括以下几种：①心绞痛的类型和发作方式：静息性胸痛，尤其既往 48 h 内有发作者。②胸痛持续时间：持续胸痛 20 min 以上。③发作时硝酸甘油缓解情况：含硝酸甘油后胸痛不缓解。④发作时的心电图：发作时动态性的 ST 段压低≥1 mm。⑤心脏功能：心脏射血分数＜40%。⑥既往患心肌梗死，但心绞痛是由非梗死相关血管所致。⑦心绞痛发作时并发心功能不全（新出现的 S_3 音、肺底啰音）、二尖瓣反流（新出现的收缩期杂音）或血压下降。⑧心脏 TnT（TnI）升高。⑨其他影响危险因素分层的因素还有高龄（＞75 岁）、糖尿病、CRP 等炎性标志物或冠状动脉造影发现是三支病变或者左主干病变。

2.低危病人

特征有：①没有静息性胸痛或夜间胸痛。②症状发作时心电图正常或者没有变化。③肌钙蛋白不增高。

（二）UAP 诊断

UAP 诊断依据：①有不稳定性缺血性胸痛，程度在 CCSⅢ级或以上。②明确的冠心病证据：心肌梗死、PTCA、冠脉搭桥、运动试验或冠脉造影阳性的病史；陈旧心肌梗死心电图表现；与胸痛相关的 ST-T 改变。③除外急性心肌梗死。

四、治疗

（一）基本原则

首先对 UAP/NSTEMI 病人进行危险度分层。低危病人通常不需要做冠状动脉造影，合适的药物治疗以及危险因素的控制效果良好。治疗药物主要包括阿司匹林、肝素（或低分子肝素）、硝酸甘油和 β-受体阻滞剂，所有的病人都应使用阿司匹林。血小板糖蛋白Ⅱb/Ⅲa 受体拮抗剂（GBⅡb/Ⅲa 受体拮抗剂）不适用于低危病人。低危病人的预后一般良好，出院后继续服用阿司匹林和抗心绞痛药物。

高危病人通常最终都要进入导管室，虽然冠脉造影的最佳时机还未统一。目前针对 UAP/NSTEMI，存在两种不同的治疗策略，一种为早期侵入策略，即对冠脉血管重建术无禁忌证的病人在可能的情况下尽早行冠脉造影和据此指导的冠脉血管重建治疗；另一种为早期保守治疗策略，在充分的药物治疗的基础上，仅对有再发心肌缺血者或心脏负荷试验显示为高危的病人（不管其对药物治疗的反应如何）进行冠脉造影和相应的冠脉血管重建治疗。

近来多数学者倾向于早期侵入策略，其理由是该策略可以迅速确立诊断，低危者可以早期出院，高危则可以得到有效的冠脉血管重建治疗。没有条件进行介入治疗的社区医院，早期临床症状稳定的病人保守治疗可以作为 UAP/NSTEMI 的首选治疗，但对于最初保守治疗效果不佳的病人应该考虑适时地进行急诊冠状动脉造影，必要时需介入治疗。在有条件的医院，高危 UAP/NSTEMI 病人可早期进行冠状动脉造影，必要时行 PCI/CABG。在早期冠状动脉造影和 PCI/CABG 之后，静脉应用血小板 GPⅡb/Ⅲa 受体拮抗剂可能会使病人进一步获益，并且不增加颅内出血的并发症。

（二）一般处理

所有病人都应卧床休息开放静脉通道并进行心电、血压、呼吸的连续监测，床旁应配备除颤器。对于有发绀、呼吸困难或其他高危表现的病人应该给予吸氧。并通过直接或间接监测血氧水平确保有足够的血氧饱和度。若动脉血氧饱和度降低至＜90％时，应予间歇高流量吸氧。手指脉搏血氧测定是持续监测血氧饱和度的有效手段，但对于无低氧危险的病人可不进行监测。应定期记录 18 导联心电图以判断心肌缺血程度、范围的动态变化。酌情使用镇静剂。

（三）抗血栓治疗

抗血小板和抗凝治疗是 UAP/NSTEMI 治疗中的重要一环，

它有助于改变病情的进展和减少心肌梗死、心肌梗死复发和死亡。联合应用阿司匹林、肝素和一种血小板Ⅱb/Ⅲa受体拮抗剂代表着最高强度的治疗，适用于有持续性心肌缺血表现和其他一些具有高危特征的病人以及采用早期侵入措施治疗的病人。

抗血小板治疗应尽早，目前首选药物仍为阿司匹林。在不稳定性心绞痛病人症状出现后尽快给予服用，并且应长期坚持。对因过敏或严重的胃肠反应而不能使用阿司匹林的病人，可以使用噻吩吡啶类药物（氯比格雷或噻氯吡啶）作为替代。在阿司匹林或噻吩吡啶药物抗血小板治疗的基础上应该加用普通肝素或皮下注射低分子肝素。有持续性缺血或其他高危的病人，以及计划行经皮冠状动脉介入（PCI）的病人，除阿司匹林和普通肝素外还应加用一种血小板GPⅡb/Ⅲa受体拮抗剂。对于在其后24 h内计划做PCI的不稳定心绞痛病人，也可使用阿昔单抗治疗12～24 h。

（四）抗缺血治疗

1.硝酸酯类药物

本类药物可扩张静脉血管、降低心脏前负荷和减少左心室舒张末容积，从而降低心肌氧耗。另外，硝酸酯类扩张正常的和硬化的冠状动脉血管，且抑制血小板的聚集。对于UAP病人，在无禁忌证的情况下均应给予静脉途径的硝酸酯类药物。根据反应逐步调整剂量。应使用避光的装置以10 μg/min的速率开始持续静脉点滴，每3～5 min递增10 μg/min，出现头痛症状或低血压反应时应减量或停药。

硝酸酯类血流动力学效应的耐受性呈剂量和时间依赖性，无论何种制剂在持续24 h治疗后都会出现耐药性。对于需要持续使用静脉硝酸甘油24 h以上者，可能需要定期增加滴注速率以维持疗效。或使用不产生耐受的硝酸酯类给药方法（较小剂量和间歇给药）。当症状已经控制后，可改用口服剂型治疗。静滴硝酸甘油的耐药问题与使用剂量和时间有关，使用小剂量间歇给药的方案可最大程度地减少耐药的发生。对需要24 h静滴硝酸甘油的病人应周期性的增加滴速维持最大的疗效。一旦病人症状缓解且在

12~24 h内无胸痛以及其他缺血的表现，应减少静滴的速度而转向口服硝酸酯类药物或使用皮肤贴剂。在症状完全控制达数小时的病人，应试图给予病人一个无硝酸甘油期以避免耐药的产生，对于症状稳定的病人，不宜持续 24 h 静滴硝酸甘油，可换用口服或经皮吸收型硝酸酯类制剂。另一种减少耐药发生的方法是联用一种巯基提供剂如卡托普利或 N-乙酰半胱氨酸。

2.β 受体阻滞剂

β 受体阻滞剂的作用可因交感神经张力、左室壁应力、心脏的变力性和变时性的不同而不同。β 受体阻滞剂通过抑制交感神经张力、减少斑块张力达到减少斑块破裂的目的。因此 β 受体阻滞剂不仅可在 AMI 后减少梗死范围，而且可有效地降低 UAP 演变成为 AMI 的危险性。

3.钙通道阻断剂

钙通道阻断剂并不是 UAP 治疗中的一线药物，随机临床试验显示，钙通道阻断剂在 UAP 治疗中的主要作用是控制症状，钙通道阻断剂对复发的心肌缺血和远期死亡率的影响，目前认为短效的二氢吡啶类药物如硝苯地平单独用于急性心肌缺血反而会增加死亡率。

4.血管紧张素转换酶抑制剂（ACEI）

ACEI 可以减少急性冠状动脉综合征病人、近期心肌梗死或左心室收缩功能失调病人、有左心室功能障碍的糖尿病病人，以及高危慢性冠心病病人的死亡率。因此 ACS 病人以及用 β 受体阻滞剂与硝酸酯类不能控制的高血压病人如无低血压均应联合使用ACEI。

（五）介入性治疗

UAP/NSTEMI 中的高危病人早期（24 h 以内）干预与保守治疗基础上加必要时紧急干预比较，前者明显减少心肌梗死和死亡的发生，但早期干预一般应该建立在使用血小板糖蛋白 Ⅱb/Ⅲa 受体拮抗剂和（或）口服氯吡格雷的基础之上。

冠状动脉造影和介入治疗（PCI）的适应证：①顽固性心绞

痛，尽管充分的药物治疗，仍反复发作胸痛。②尽管充分的药物治疗，心电图仍有反复的缺血发作。③休息时心电图 ST 段压低，心脏标志物（肌钙蛋白）升高。④临床已趋稳定的病人出院前负荷试验有严重缺血征象：如最大运动耐量降低，不能以其他原因解释者；低做功负荷下几个导联出现较大幅度的 ST 段压低；运动中血压下降；运动中出现严重心律失常或运动负荷同位素心肌显像示广泛或者多个可逆的灌注缺损。⑤超声心动图示左心室功能低下。⑥既往患过心肌梗死，现有较长时间的心绞痛发作者。

五、护理措施

病人到达急诊科，护士是第一个接待者，护士必须在获得检查数据和医生做出诊断之前，选择必要的紧急处置措施。急诊护士尤其应在 ACS 综合征病人给予适时、有效的治疗方面发挥作用。护士需要在医疗资源有限的环境下，在病人床边判定紧急情况，减少延误。作为急诊护士还要具备心脏病护理技术，能处置 AMI，用电子微量注射泵进行输液，识别心律失常和准确处理严重心脏危象。

（一）病情观察

（1）ACS 病人病情危重、变化迅速、随时都可能出现严重的并发症。

（2）要认真细致地观察病人的精神状况、面色、意识、呼吸、注意有无出冷汗、四肢末梢发凉等。

（3）经常询问病人有无胸痛、胸闷，并注意伴随的症状和程度，尤其是夜间。

（4）常规持续心电、血压监护严密观察心率（律）、心电图示波形态变化，对各种心律失常及时识别，并报告医生及时处理。

（5）有低血压者给予血压监护直到血压波动在正常范围。

（6）有心力衰竭者给血氧饱和度监测，以保证血氧饱和度在 95%～99%。

（7）急性心肌梗死病人还要定时进行心电图检查和心肌酶的

检测，了解急性心肌梗死的演变情况。

（8）在监护期间，应注意病人有无出血倾向。观察病人的皮肤、黏膜、牙龈有无出血。观察尿的颜色。询问有无腹痛、腰痛、头痛现象。对行尿激酶溶栓治疗的急性心肌梗死病人，更应严密观察。

（二）病情评估

ACS 的病人常需急诊入院，将病人送入监护室后，急诊科护士迅速地评估病人是否有高度危险性或低度危险性非常重要。根据评估情况严格按照急诊护理路径，迅速采取相应措施。

1.危险评估

迅速地评估病人是否有高度或低度危险的 ACS，这是当今对护士的最大挑战。①有研究表明约 33％的 AMI 的病人在发病初期无胸痛的表现，然而这些被延迟送入医院的病人有更高的危险性，因为无典型胸痛的病人很少能及时得到溶栓、血管成形术或阿司匹林、β受体阻滞剂、肝素等药物治疗。②在美国每年大约 460 万具有急性冠脉局部缺血症状的病人来到急诊科，其中只有大约 25％的病人确诊后被允许入院。③在急诊科疑为 ACS 的病人中，只有约 1/3 有"真的病变"。

急诊护理决定性的作用在于快速完成对病人的评估，并且在早期对 ACS 高危人群提供及时的紧急看护照顾，使病情缓解。据统计，在美国每年有 100 万人发生 AMI，约 25％的病人在到达急诊科前死亡。那些到达医院的病人仍有死亡可能。

2.Antman 危险评分量表

2002 年 Antman 等建立了早期危险评估的 7 分危险评分量表：

（1）年龄＞65 岁。

（2）存在 3 个以上冠心病危险因素。

（3）既往血管造影证实有冠状动脉阻塞。

（4）胸痛发作时心电图有 ST 段改变。

（5）24 h 内有 2 次以上心绞痛发作。

（6）7 天内应用了阿司匹林。

(7) 心肌坏死标记物升高。

具有上述危险因素的病人出现死亡、心肌梗死或需血管重建的负性心脏事件的可能性增高。评分越高危险性越大，且这些病人从低分子肝素、血小板 GP Ⅱ b/Ⅲ a 受体拮抗剂和心脏介入等治疗中获益也越大。这一评分系统简单易行，使早期对病人进行客观的危险分层成为可能，有利于指导临床对病人进行及时正确的治疗。

（三）急救护理

1.早期干预原则

在急诊情况下，一旦胸痛病人明确了 ACS 的诊断，快速和有效的干预即迅速开始。1999 年在美国心脏病学会（ACC）和美国心脏联合会（AHA）制定的 ACS 治疗指南中曾推荐：病人应在发病10 min内到达急诊科，对所有不稳定心绞痛病人给予吸氧、静脉输液、连续的心电图（ECG）监护。并依据临床表现将病人分为高度危险、中度危险和低度危险。高度危险病人严格管理，低度危险病人必须按监护程序治疗，并定期随访，急诊护士和医师必须精确地估定病人的危险层次。

2.干预时间分期

近来国外有学者将早期干预分为 4 个节段，称为 4Ds。

时间 0（症状，Symptom），症状开始时间点，它代表着冠状动脉闭塞的时间，虽然它是个比较好的指标，但不是完美的时间点。

时间 1（门口，Door）：病人入急诊科的时间点。

时间 2（资料，Data）：病人进行初步检查及心电图等材料的时间点。

时间 3（决定，Decision）：决定是否进行溶栓治疗或进一步检查。

时间 4（药物，Drug）：开始用药物或治疗的时间点。

其中时间 1～2：约 6～11 min；2～3：约 20～22 min；3～4：约20～37 min。

GISSI-2 研究中，不足 30% 的病人在症状发生后 3 h 才得到治疗。平均耽搁时间在 3～5 h，其主要原因是：

(1) 病人本身的耽搁：病人在就医问题上耽搁时间是延误时间的一个主要因素，其原因多在病人发病之初期症状较轻、未意识到病情的严重性，或地处偏僻，交通不便。

(2) 运送病人的过程：病人发病后运送至医院途中，也要耽搁一些时间，据估计一般约为 30 min 到数小时。

(3) 医院内耽搁：病人到达医院以后耽搁时间是相当普遍的。在多数研究中，从病人到达医院至实施溶栓治疗，平均耽搁45～90 min。

在症状发作不到 1 h 内接受治疗的病人 6 周病死率为 3.2%；在症状发作 4 h 接受治疗的病人 6 周病死率为 6.2%。事实上非常早期的综合治疗（包括市区及郊区）可减少 50% 心肌梗死的发病率。"4Ds" 在减少从发病到处理的时间延误方面发挥了积极作用。

3.急诊过程耽搁

ACS 病人急诊就诊耽搁主要在：①病人到医院接受医师检查时；②对病人胸痛评估时，因为这需要仔细观察；③做 ECG 时；④在当诊断技师不能及时识别 ST 变化，ECG 报告延迟传递到内科医师时。

为避免这些急诊耽搁，有些医院尝试由急诊科护士做 ECG，并直接由医师快速阅读 ECG。还可自行设计护理观察记录文书，既节省了护士书写的时间，又提高了护理质量标准。

4.一般急救措施

(1) 立即让病人采取舒适体位，合并心力衰竭者给半卧位。

(2) 常规给予吸氧，3～5 L/min。

(3) 连接好心电监护电极和测血压的袖带（注意电极位置应避开除颤区域和心电图胸前导联位置）。开启心电监护和无创血压监护。必要时给予血氧饱和度监护。

(4) 协助给病人做全导联心电图作为基础心电图，以便对照。

(5) 在左上肢和左下肢建立静脉通路，均留置 Y 形静脉套管针（以备抢救和急诊介入手术中方便用药）。

（6）备好急救药品和除颤器。

（7）抗凝疗法：给予嚼服肠溶阿司匹林 100~300 mg，或加用氯吡格雷片 75 mg，1 次/日，皮下注射低分子肝素等。

（8）介入疗法：对于 ACS 病人的治疗尤其是急性心肌梗死，尽快重建血运极为重要，对行急诊 PCI 的病人应迅速作好术前各项准备。

5.急诊冠状动脉介入治疗（PCI）的术前准备

（1）首先向病人及家属介绍介入诊断和治疗的目的、方法、优点。

（2）急查血常规，血凝全套，心肌酶谱，甲、乙、丙肝抗体，抗 HIV 等，术区备皮，做碘过敏皮试。

（3）让病人排空膀胱，必要时留置导尿管。

（4）嚼服肠溶阿司匹林 0.3 g，口服氯吡格雷片 300 mg，备好沙袋，氧气袋，全程监护，护送病人到导管室。

6.急诊 PCI 术后监护

（1）病人返回病房后，护士立即进行心电、血压的监护，注意心率（律）变化。

（2）急诊 PCI 病人术后常规留置动脉鞘管 6~12 h。嘱病人术侧肢体伸直制动，防止鞘管脱出、折断和术侧肢体的血栓形成。观察术区有无渗血，触摸双侧足背动脉搏动情况，皮肤颜色和肢体温度的变化。协助按摩术侧肢体。

（3）动脉鞘管拔管前向病人说明拔管的简要过程，消除紧张心理。医生拔管时，护士应准备好急救药品：如阿托品、多巴胺等，观察病人心电监护和血压。拔管后，穿刺部位进行加压包扎，观察有无渗血，保持局部清洁无菌，严格交接班并作好记录。

（四）心肌耗氧量与护理

在 ACS 发病的极早期病人心肌脆弱，电活动极不稳定，心脏供血和耗氧量之间的矛盾非常突出，因此在发病早期，尤其是24 h 以内，限制病人活动，降低心肌耗氧量，缓解心肌供血和需求之间的矛盾，对保证病人平稳度过危险期，促进心肌恢复，具有非常重要的意义。

1.心肌耗氧量

影响心肌耗氧量的主要因素有心脏收缩功、室壁张力、心肌体积。Katz 提出以二项乘积（double-product，D-P）作为心肌耗氧量的指标，其公式为最大血压乘以心率。由于该指标计算方法简单，可重复性好，临床研究证实其与心肌耗氧量的真实情况相关性好，已被广泛应用于临床。

2.排便动作

各种干预因素都可以引起 D-P 的增加，排便时病人需要屏住呼吸，使膈肌下沉，收缩腹肌，增加腹压，这一使力的动作，加上卧位排便造成的紧张、不习惯等因素，会导致血压升高和心率加快，从而加重心脏负担，使心脏的氧供和氧耗之间失衡，增加心律失常的发生危险。因此在护理中：①必须确实保证 ACS 病人大便通畅，如给予缓泻剂、开塞露等。②另有研究表明坐位排便的运动强度低于卧位排便，故对无法适应卧位排便的病人在监护的情况下试行坐位排便，以缓解其焦虑情绪。③在病人排便期间还必须加强监护，要有护士在场，以应付可能出现的意外情况。

3.接受探视

病人接受探视时 D-P 增加明显。亲友的来访使病人情绪激动，交感神经兴奋，心脏兴奋性增强，心肌耗氧量增加，尤其是来访者表现的过度紧张和不安时更是如此。因此在护理中：①应尽可能地减少探视的次数。②对来访者应事先进行教育，说明避免病人情绪波动对病人康复的意义。③对经济有困难的病人，应劝其家属暂不谈及经费问题。

4.音乐疗法

曾有研究表明对心肌梗死及不稳定心绞痛病人进行音乐疗法，可使其情绪稳定，交感神经活动减少，副交感神经活动增强，从而使心肌耗氧量减少。但有些研究没有得出类似的结果，其原因可能是对象和乐曲的选择有问题，很难想象一个乐盲和一个音乐家对同一首曲子会有同样的反映，也很难想象一个人在听到音乐和听到哀乐时会有一样的心情。因此在进行音乐疗法时应加强针对性。

第三节　急性呼吸窘迫综合征

急性呼吸窘迫综合征（acute respiratory distress syndrome，ARDS）是由肺内、外严重疾病导致的，以肺毛细血管弥漫性损伤和通透性增强为基础，以肺水肿、透明膜形成和肺不张为主要病理变化，以进行性呼吸窘迫和难治性低氧血症为临床特征的急性呼吸衰竭综合征。ARDS 是急性肺损伤发展到后期的典型表现。该病起病急骤，发展迅猛，预后极差，死亡率高达 50% 以上。

一、病因及发病机制

（一）病因

诱发 ARDS 的原发病或基础疾病或始动致病因子很多，归纳起来大致有以下几方面：

1.休克

各种类型休克，如感染性、出血性、心源性和过敏性等，特别是革兰阴性杆菌败血症所致的感染性休克。

2.创伤

多发性创伤、肺挫伤、颅脑外伤、烧伤、电击伤和脂肪栓塞等。

3.感染

肺脏或全身性的细菌、病毒、真菌和原虫等的严重感染。

4.吸入有毒气体

如高浓度氧、臭氧、氨氟、氯、二氧化氮、光气、醛类和烟雾等。

5.误吸

胃液、溺水和羊水等。误吸胃内容物是发生 ARDS 的最常见危险因素，特别是胃液 pH＜2.5 时，溺水和误吸羊水等也容易发生。

6.药物过量

巴比妥类、水杨酸、氢氯噻嗪、秋水仙碱、阿糖胞苷、海洛因、美沙酮、硫酸镁、特布他林、链激酶和荧光素等。

7.代谢紊乱

肝衰竭、尿毒症和糖尿病酮症酸中毒。急性胰腺炎 2%～18%并发急性呼吸窘迫综合征。

8.血液系统疾病

大量输入库存血和错误血型输血、DIC 等。

9.其他

子痫或先兆子痫、肺淋巴管癌、肺出血、肾病综合征、系统性红斑狼疮、心肺复苏后、放射治疗和器官移植等。

（二）发病机制及病理改变

1.发病机制

ARDS 的发病机制十分复杂，其中急性炎症介质导致肺损伤是发病机制的关键，急性炎症最重要的效应细胞之一是中性粒细胞。其基本机制包括：①炎性细胞的迁移与聚集；②炎症介质释放；③肺泡毛细血管损伤和通透性增高。

2.病理改变

各种病因所致的 ARDS 病理变化基本相同，可以分为渗出、增生和纤维化三个相互关联和部分重叠的阶段。

（1）渗出期：见于发病后第一周。肺呈暗红或暗紫的肝样变，可见水肿、出血。24 小时内镜检见肺微血管的高通透性致其广泛充血、出血和微血栓，肺间质和肺泡内有高蛋白质的水肿液及炎性细胞浸润。72 小时后由血浆蛋白凝结、细胞碎化、纤维素形成透明膜，灶性或大片肺泡萎陷不张。

（2）增生期：损伤后 1～3 周，肺Ⅱ型上皮和成纤维细胞增生覆盖剥落的基底膜，肺泡囊和肺泡管可见纤维化，肌性小动脉出现纤维细胞性内膜增生，导致血管腔面积减少。

(3) 纤维化期：生存超过 3～4 周的 ARDS 患者肺泡隔和气腔壁广泛增厚，散在分隔的胶原结缔组织增生致弥漫性不规则纤维化。肺血管床发生广泛管壁纤维增厚，动脉变形扭曲。

二、临床表现与诊断

(一) 症状和体征

常在原发病起病后 24～48 小时内发生，除原发病症状外，主要表现为进行性呼吸困难，发绀，患者自觉呼吸费力，胸部紧束感；病情发展后出现精神错乱、狂躁、昏迷和抽搐；严重缺氧和酸中毒时血压下降，心律失常，循环障碍，心脏停搏。

(二) 阶段分类

在对患者进行评估时，注意患者处于 ARDS 的哪个特殊阶段。每一阶段都有典型的症状和体征。

1.第 1 阶段

①患者诉说呼吸困难，尤其是运动时；②呼吸率和脉率正常或增高；③肺部听诊可发现呼吸音减低。

2.第 2 阶段

呼吸窘迫更加明显。患者会使用辅助呼吸肌呼吸，会出现苍白、焦虑和不安。患者可以出现干咳、黏稠泡沫痰，血性、黏性分泌物。触诊可发现皮肤湿冷。心动过速和呼吸急促可伴有血压升高。患者可以出现精神状态的改变或意识水平的降低。肺部听诊可闻及肺底部湿啰音。患者需要插管和通气治疗。

3.第 3 阶段

患者需要用力呼吸。生命体征出现呼吸急促（＞30/min）、心动过速伴心律失常（通常出现室性期前收缩）和血压波动。检查可发现咳嗽带痰，皮肤苍白、发绀。患者可表现出精神状态的改变或意识水平的降低，听诊可闻及湿啰音和干啰音。

4.第 4 阶段

发生严重的低氧血症，出现呼吸衰竭。患者的精神状态恶化并可能处于昏睡状态。患者的皮肤苍白、发绀。自主呼吸减少，心动过缓，心律失常伴低血压。出现代谢性酸中毒和呼吸性酸中毒。当 ARDS 发展到此阶段时，患者处于肺纤维化的高度风险中。肺损伤会危及生命。

（三）诊断

对 ARDS 患者及时准确的诊断，是早期认识与积极治疗的前提。1992 年 ARDS 联席会议提出的诊断标准：①急性起病；②氧合指数（PaO_2/FiO_2）＜200 mmHg，氧合指数降低是诊断 ARDS 的必要条件；③胸部 X 线检查表现为双肺斑片状阴影；④肺动脉楔压（pulmonary arterial wedge pressure，PAWP）＜18 mmHg 或无左心房压力增高的临床证据。

Schuster、Ferguson 和 Monnet 提出，依据 ARDS 特征性的病理和病理生理改变，使其诊断的特异性明显提高，且不再需要排除其他疾病（急性左侧心力衰竭）ARDS 的诊断应具有以下特征：①弥漫性（或成双侧）肺泡水肿，或 X 线胸片具有弥漫性（或双侧）肺泡水肿的特征；②肺毛细血管通透性明显增加；③病理上具有弥漫性肺泡损伤的表现；④具有低氧血症和呼吸窘迫等临床特征。

三、急救护理

（一）急救原则

积极治疗原发病，特别是控制感染、抗休克和修复创伤，改善氧合功能，纠正缺氧，保护重要器官，防治并发症。

（二）急救措施

1.保持气道通畅

立即建立人工气道，充分湿化吸痰，保持呼吸道通畅。保证氧分压，纠正缺氧。进行机械通气辅助呼吸。

2.呼吸支持

根据不同疾病和严重程度，选择合理的氧疗或机械通气的方式，以缓解症状。

（1）氧疗：纠正缺氧刻不容缓，可采用经面罩持续气道正压

(continuous positive air way pressure，CPAP）吸氧，但大多需要借助机械通气吸入氧气。一般认为 $FiO_2 > 0.6$，$PaO_2 < 8$ kPa（60mmHg），$SaO_2 < 90\%$ 时，应对患者采用呼气末正压通气（positive end expiratory pressure，PEEP）为主的综合治疗。按医嘱进行氧疗，记录吸氧方式（鼻塞/鼻导管、面罩或呼吸机）、吸氧浓度及吸氧时间，若吸入高浓度或纯氧要严格控制吸氧时间，一般不超过 24 小时。密切观察氧疗的效果及不良反应。

（2）机械通气：①呼气末正压通气（PEEP）改善 ARDS 的呼吸功能，主要通过其呼气末正压使陷闭的支气管和闭合的肺泡张开，提高功能残气量（functional residual capacity，FRC）；②反比通气（inverse ratio ventilation，IRV）即机械通气吸呼比 $\geqslant 1:1$。延长正压吸气时间，有利气体进入阻塞的肺泡使之复张，恢复换气，并使快速充气的肺泡发生通气再分布，进入通气较慢的肺泡，改善气体分布、通气与血流之比，增加弥散面积；缩短呼气时间，使肺泡容积保持在小气道闭合的肺泡容积之上，具有类似 PEEP 的作用。

3.维持适宜的血容量

在保证血容量和稳定血压前提下，要求出入液量轻度负平衡（500~1000 mL/d）。为促进水肿液的消退可使用呋塞米（速尿），每日 40~60 mg。在内皮细胞通透性增加时，胶体可渗至间质内，加重肺水肿，故在 ARDS 的早期不宜给胶体液。若有血清蛋白浓度低者除外。

4.肾上腺皮质激素的应用

目前认为对刺激性气体吸入和外伤骨折所致的脂肪栓塞等非感染性引起的 ARDS，早期可以应用激素。地塞米松 60~80 mg/d，或氢化可的松 1000~2000 mg/d，每 6 小时 1 次，连用 2 天，有效者继续使用 1~2 天停药，无效者尽早停用。ARDS 伴有败血症或严重呼吸道感染忌用激素。

5.积极治疗原发病

原发病是 ARDS 发生和发展的最重要病因，必须积极治疗，防止进一步损伤，如纠正休克和控制感染等。

第四节 高血压危象

在急诊工作中，常常会遇到一些血压突然和显著升高的病人，伴有症状或有心、脑、肾等靶器官的急性损害，如不立即进行降压治疗，将产生严重并发症或危及病人生命，称为高血压危象。其发病率约占高血压病人的 1%～5%左右。

一、概述

以往的文献和教科书中有关高血压病人血压急速升高的术语有高血压急症、高血压危象、高血压脑病、恶性高血压、急进型高血压等。不同的作者所给的定义以及包含的内容有所不同，有些甚至比较混乱。美国高血压预防、检测、评价和治疗的全国联合委员会第七次报告（JNC7）对高血压急症和次急症给出了明确的定义。高血压急症指血压急性快速和显著持续升高同时伴有急性靶器官损害。如果仅有血压显著升高，但不伴靶器官新近或急性功能损害，则定义为高血压次急症。广义的高血压危象包括高血压急症和次急症；狭义的高血压危象等同于高血压急症。

值得注意的是，高血压急症与高血压次急症均可合并慢性器官损害，但区别两者的唯一标准是有无新近发生的或急性进行性的严重靶器官损害。高血压水平的绝对值不构成区别两者的标准，因为血压水平的高低与是否伴有急性靶器官损害或损害的程度并非成正比。例如，孕妇的血压在 210/120 mmHg 可能会并发子痫，而慢性高血压病人血压高达 220/140 mmHg 可能无明显症状，前者隶属于高血压急症，而后者则被视为高血压次急症。临床上，有些高血压急症病人可能过去已经有高血压（原发性或继发性），而有些病人可能首次就诊才发现高血压。

二、病因与发病机制

(一)病因

高血压急症的病因临床上主要包括:①急性脑血管病:脑出血、脑动脉血栓形成、脑栓塞、蛛网膜下腔出血等;②主动脉夹层动脉瘤;③急性左心衰竭伴肺水肿;④急性冠状动脉综合征(不稳定心绞痛、急性心肌梗死);⑤先兆子痫、子痫;⑥急性肾衰竭;⑦微血管病性溶血性贫血。

高血压次急症的病因临床上主要包括:①高血压病 3 级(极高危);②嗜铬细胞瘤;③降压药物骤停综合征;④严重烧伤性高血压;⑤神经源性高血压;⑥药物性高血压;⑦围术期高血压。

(二)促发因素

高血压危象的促发因素很多,最常见的是在长期原发性高血压病人中血压突然升高,约占 40%~70%。另外,25%~55%的高血压危象病人有可查明原因的继发性高血压,肾实质病变占其中的 80%。高血压危象的继发性原因主要包括:

(1)肾实质病变:原发性肾小球肾炎、慢性肾盂肾炎、间质性肾炎。

(2)涉及肾脏的全身系统疾病:系统性红斑狼疮、系统性硬皮病、血管炎。

(3)肾血管病:结节性多动脉炎、肾动脉粥样硬化。

(4)内分泌疾病:嗜铬细胞瘤、库兴综合征、原发性醛固酮增多症。

(5)药品:可卡因、苯异丙胺、环孢素、可乐定撤除、苯环利定。

(6)主动脉狭窄。

(7)子痫和先兆子痫。

(三)发病机制

各种高血压危象的发病机制不尽相同,某些机制尚未完全阐明,但与下列因素有关:

1.交感神经张力亢进和缩血管活性物质增加

在各种应激因素（如严重精神创伤、情绪过于激动等）作用下，交感神经张力、血液中血管收缩活性物质（如肾素、血管紧张素Ⅱ等）大量增加，诱发短期内血压急剧升高。

2.局部或全身小动脉痉挛

（1）脑及脑细小动脉持久性或强烈痉挛导致脑血管继之发生"强迫性"扩张，结果脑血管过度灌注，毛细血管通透性增加，引起脑水肿和颅内高压，诱发高血压脑病。

（2）冠状动脉持久性或强烈痉挛导致心肌明显缺血、损伤甚至坏死等，诱发急性冠脉综合征。

（3）肾动脉持久性或强烈收缩导致肾脏缺血性改变、肾小球内高压力等，诱发肾衰竭。

（4）视网膜动脉持久性或强烈痉挛导致视网膜内层组织变性坏死和血—视网膜屏障破裂，诱发视网膜出血、渗出和视神经盘水肿。

（5）全身小动脉痉挛导致压力性多尿和循环血容量减少，反射性引起缩血管活性物质进一步增加，形成病理性恶性循环，加剧血管内膜损伤和血小板聚集，最终诱发心、脑、肾等重要脏器缺血和高血压危象。

3.脑动脉粥样硬化

高血压促成脑动脉粥样硬化后斑块或血栓破碎脱落易形成栓子，微血管瘤形成后易于破裂，斑块和（或）表面血栓形成增大，最终致动脉闭塞。在血压增高、血流改变、颈椎压迫、心律不齐等因素作用下易发生急性脑血管病。

4.其他

引起高血压危象的其他相关因素尚有神经反射异常（如神经源性高血压危象等）、内分泌激素水平异常（如嗜铬细胞瘤高血压危象等）、心血管受体功能异常（如降压药物骤停综合征等）、细胞膜离子转移功能异常（如烧伤后高血压危象等）、肾素—血管紧张素—醛固酮系统的过度激活（如高血压伴急性肺水肿等）。此外，内源性生物活性肽、血浆敏感因子（如甲状旁腺高血压因子、红细胞高血压因子等）、胰岛素抵抗、一氧化氮合成和释放不足、原癌基因表达增加以及遗传性升压因子等均在引起高血压急症中起一定作用。

三、诊断

接诊严重的高血压病人后，病史询问和体格检查应简单而有重点，目的是尽快鉴别高血压急症和次急症。应询问高血压病史、用药情况、有无其他心脑血管疾病或肾脏疾病史等。除测量血压外，应仔细检查心血管系统、眼底和神经系统，了解靶器官损害程度，评估有无继发性高血压。如果怀疑继发性高血压，应在治疗开始前留取血和尿液标本。实验室检查至少应包括心电图和尿常规。

高血压急症病人通常血压很高，收缩压＞210 mmHg 或舒张压＞140 mmHg。但是，鉴别诊断的关键因素通常是靶器官损害，而不是血压水平。妊娠妇女或既往血压正常者血压突然增高、伴有急性靶器官损害时，即使血压测量值没有达到上述水平，仍应视为高血压急症。

单纯血压很高，没有症状和靶器官急性或进行性损害证据的慢性高血压病人（其中可能有一部分为假性高血压病人），以及因为疼痛、紧张、焦虑等因素导致血压进一步增高的慢性高血压病人，通常不需要按高血压急症处理。

四、治疗

治疗的选择应根据对病人的综合评价诊断而定，靶器官的损害程度决定血压下降到何种安全水平以限制靶器官的损害。

（一）一般处理

高血压急症应住院治疗，重症应收入 CCU（ICU）病房。酌情使用有效的镇静药以消除病人恐惧心理。在严密监测血压、尿量和生命体征的情况下，视临床情况的不同，应用短效静脉降压药物。定期采血监测内环境情况，注意水、电解质、酸碱平衡情况，肝、肾功能，有无糖尿病，心肌酶是否增高等，计算单位时间的出入量。降压过程中应严密观察靶器官功能状况，如神经系统的症状和体征，胸痛是否加重等。勤测血压（每隔 15~30 min），如仍然高于180/120 mmHg，应同时口服降压药物。

（二）降压目标

近年来，随着对自动调节阈的理解，临床上得以能够正确的把握高血压急症的降压幅度。尽管血压有显著的可变性，但血压的自动调节功能可维持流向生命器官（脑、心、肾）的血流在很小的范围内波动。例如，当平均动脉压低到 60 mmHg 或高达 120 mmHg，脑血流量可被调节在正常压力范围内。然而，在慢性高血压病人，其自动调节的下限可以上升到平均动脉压的 100~120 mmHg，高限可达 150~160 mmHg，这个范围称为自动调节阈。达到自动调节阈低限时发生低灌注，达到高限则发生高灌注。与慢性高血压类似，老年病人和伴有脑血管疾病的病人自动调节功能也受到损害，其自动调节阈的平均低限大约比休息时平均动脉血压低20%~25%。对高血压急症病人最初的治疗可以将平均动脉血压谨慎地下降 20%的建议就是由此而来。

降压目标不是使血压正常，而是渐进地将血压调控至不太高的水平，最大程度地防止或减轻心、脑、肾等靶器官损害。在正常情况下，尽管血压经常波动（平均动脉压 60~150 mmHg），但心、脑、肾的动脉血流能够保持相对恒定。慢性血压升高时，这种自动调节作用仍然存在。但调节范围上移，血压对血流的曲线右移，以便耐受较高水平的血压，维持各脏器的血流。当血压上升超过自动调节阈值之上时，便发生器官损伤。阈值的调节对治疗非常有用。突然的血压下降，会导致器官灌注不足。在高血压危象中，这种突然的血压下降，在病理上会导致脑水肿以及中小动脉的急慢性炎症甚至坏死。病人会出现急性肾衰、心肌缺血及脑血管事件，对病人有害无益。对正常血压者和无并发症的高血压病人的脑血流的研究显示，脑血流自动调节的下限大约比休息时平均动脉压低 20%～25%。因此，初始阶段（几分钟到 2 h 内）平均动脉压的降低幅度不应超过治疗前水平的 20%～25%。平均动脉压在最初 30～60 min 内下降到 110～115 mmHg，假如病人能很好耐受，且病情稳定，超过 24 h 后再把血压降至正常。无明显靶器官损害病人应在 24～48 h 内将血压降至目标值。

上述原则不适用于急性缺血性脑卒中的病人。因为这些病人的颅内压增高、小动脉收缩、脑血流量减少，此时机体需要依靠平均动脉压的增高来维持脑的血液灌注。此时若进行降压治疗、特别是降压过度时，可导致脑灌注不足，甚至引起脑梗死。因此一般不主张对急性脑卒中病人采用积极的降压治疗。关于急性出血性脑卒中合并严重高血压的治疗方案目前仍有争论，但一般认为平均动脉压＞130 mmHg 时应该使用经静脉降压药物。

（三）处理原则

高血压次急症不伴有严重的靶器官损害，不需要特别的处理，可以口服抗高血压药物而不需要住院治疗。

高血压急症在临床上表现形式不同，治疗的药物和处理方法也有差异。高血压急症伴有心肌缺血、心肌梗死、肺水肿时，如果血压持续升高，可导致左室壁张力增加，左室舒张末容积增加，射血分数降低，同时心肌耗氧量增加。此时宜选用硝普钠或硝酸甘油以迅速降低血压，心力衰竭亦常在血压被控制的同时得到控制。此时若加用利尿剂或鸦片类药物，可增强其降压效果。也可以两种药物联合应用。此外，开通病变血管也是非常重要的。此类病人，血压的目标值是使其收缩压下降 10%～15%。

高血压急症伴有神经系统急症是最难处理的。高血压脑病是排除性诊断。需排除出血性和缺血性脑卒中及蛛网膜下腔出血。以上各种情况的处理是不同的。

1.脑出血

在脑出血急性期，如果收缩压大于 210 mmHg，舒张压大于 110 mmHg 时方可考虑应用降压药物，可选拉贝洛尔、尼卡地平，但要避免血压下降幅度过大，一般降低幅度为用药前血压

20%～30%为宜，同时应脱水治疗降低颅内压。

2.缺血性脑卒中

一般当舒张压大于 130 mmHg 时，方可小心将血压降至 110 mmHg，一般选用硝普钠、尼卡地平、酚妥拉明。

3.蛛网膜下腔出血

首选降压药物以不影响病人意识和脑血流灌注为原则，可选尼卡地平，因为尼卡地平具有抗缺血的作用。蛛网膜下腔出血首期降压目标值在 25%以内，对于平时血压正常的病人维持收缩压在130～160 mmHg之间。

4.高血压脑病

目前主张选用尼卡地平、酚妥拉明、卡托普利或拉贝洛尔。高血压脑病的血压值要比急性缺血性脑卒中要低。高血压脑病平均压在 2～3 h 内降低 20%～30%。

高血压急症伴肾脏损害是非常常见的。有的病人尽管血压很低，但伴随着血压的升高，肾脏的损害也存在。尿中出现蛋白、红细胞、血尿素氮和肌酐升高，都具有诊断意义。非诺多泮是首选。它没有毒性代谢产物并可改善肾脏功能。高血压急症伴肾脏损害要在 1～12 h 内使平均动脉压下降 20%～25%，平均动脉压在第 1 h 下降 10%，紧接 2 h 下降 10%～15%。

高血压急症伴主动脉夹层需特殊处理。高血压是急性主动脉夹层形成的重要易患因素，此症死亡率极高（90%），因而降压治疗必须迅速实施，以防止主动脉夹层的进一步扩展。治疗时，在保证脏器足够灌注的前提下，应使血压维持在尽可能低的水平。首先静脉给药的 β 阻滞剂如艾司洛尔或美托洛尔，它可以减少夹层的发展，同时给予尼卡地平或硝普钠，其目标血压比其他急症低许多。高血压伴主动脉夹层首期降压目标值将血压降至理想水平，在 30 min 内使收缩压低于 120 mmHg。药物治疗只是暂时的，最终需要外科手术。但也有部分主动脉夹层的病人需长期用药物维持。

儿茶酚胺诱发的高血压危象，此症的特点是 β 肾上腺素张力突然升高。这类病人通常由于突然撤掉抗高血压药物造成。如撤除可乐定后反弹性血压升高；摄入拟交感类药物并发的高血压及嗜铬细胞瘤等。由于儿茶酚胺升高导致的高血压急症，最好用α受体阻滞剂，如酚妥拉明，其次要加用β受体阻滞剂。

怀孕期间的高血压急症，处理起来要非常谨慎和小心。硫酸镁、尼卡地平及肼屈嗪是比较好的选择。在美国，口服硝苯地平和β受体阻滞剂是次要的选择。妊娠高血压综合征伴先兆子痫使收缩压低于 90 mmHg。

围术期高血压处理的关键是要判断产生血压高的原因并去除诱因，去除诱因后血压仍高者，要降压处理。围术期的高血压的原因，是由于原发性高血压、焦虑和紧张、手术刺激、气管导管拔管、创口的疼痛等造成。手术前，降压药物应维持到手术前1日或手术日晨，长效制剂降压药宜改成短效制剂，以便麻醉管理。对于术前血压高的病人，麻醉前含服硝酸甘油、硝苯地平，也可用艾司洛尔 300～500 $\mu g/kg$ 静注，随后 25～100 $\mu g/$（kg · min）静点，或者用乌拉地尔首剂 12.5～25 mg，3～5 min，随后 5～40 mg/h 静点。拔管前可用尼卡地平或艾司洛尔，剂量同前。

双侧颈动脉高度狭窄的病人可能不宜降压治疗。近来的研究表明，对双侧颈动脉至少狭窄 70% 的病人，脑卒中危险随血压下降而增加。阻塞到这种程度的病人通常已损害了脑灌注，此时血液要通过狭窄的颈动脉口可能依赖相对较高的血压。国外有学者通过对 8000 多名近期脑卒中或暂时性局部缺血发作（TIA）病人的研究，证实颈动脉狭窄的脑卒中或 TIA 病人，脑卒中危险与血压直接相关；对颈动脉疾病发病率低的脑卒中或 TIA 病人，这一线性关系更加明显。单侧颈动脉狭窄没有改变血压和脑卒中危险之间的直接关系，而双侧颈动脉高度狭窄却逆转了这一关系。在颈动脉内膜切除术后这种反向关系消失。这些结果表明对双侧颈动脉高度狭窄的病人，降血压治疗可能不太合适。

因此，尽管逐渐降低血压是脑卒中二级预防的关键，但更应通盘考虑这个问题，如还有脑循环的异常和其他危险因素，而不只是血压。

五、降压药物的选择

（一）用于高血压急症的经静脉降压药物（表 4-2）

表 4-2 治疗高血压急症的经静脉降压药物

药物	剂量	作用开始/持续时间（停药后）	不良反应及注意事项
硝普钠	0.25～10 μg/（kg·min）静滴	立即/2～3 min	恶心、呕吐、硫氰酸盐中毒、高铁血红蛋白血症、酸中毒、氰化物中毒；输液系统需遮光
硝酸甘油	5～100 μg/min 静滴	2～5 min/5～10 min	头痛、心动过速、面潮红
尼莫地平	5～15 min/h 静滴	1～5 min/15～30 min；长时间使用后持续时间可超过 12 h	心动过速、恶心、呕吐、头痛吗、颅内压增高、长时间低血压
二氮嗪	50～150 mg 静注，可重复给药，或 15～30 mg/min 静滴	2～5 min/3～12 h	低血压、心动过速、心绞痛加重、恶心、呕吐、多次注射可致高血糖
非诺多泮	0.1～0.3 μg/（kg·min）静滴	<5 min/30 min	头痛、心动过速、面潮红、局部静脉炎、头晕
肼屈嗪	每 4～6 h 静注 5～10 mg 或肌注 10～40 mg	静注 10 min/>1 h；肌注 20～30 min/4～6 h	心动过速、头痛、面潮红、呕吐、心绞痛加重、水钠潴留、颅内压增高
依那普利拉	0.625～1.25 mg/6 h 静滴	15～60 min/6 h	肾衰竭（双侧肾动脉狭窄病人）、低血压
拉贝洛尔	每 10 min 静注 20～80 mg，或静滴 0.5～2 mg/min	5～20 min/2～6 h	支气管痉挛、立位低血压、心动过缓、心脏传导阻滞

药物	剂量	作用开始/持续时间（停药后）	不良反应及注意事项
艾司洛尔	300～500 μg/kg 静注，可重复给药，或 25～100 μg/（kg·min）静滴，可增至 300 μg/（kg·min）	1～5 min/15～30 min	心脏传导阻滞、心力衰竭、支气管痉挛
酚妥拉明	5～15 mg 静注	1～2 min/15～30 min	心动过速、直立性低血压
乌拉地尔	10～50 mg 静注，可重复给药，最大剂量 75 mg；后 100～400 μg/min，或 2～8 μg/（kg·min）	<5 min/4～6 h	头痛、头晕、恶心、疲乏；心悸、心律失常

（二）用于高血压（次）急症的口服降压药物（表 4-3）

表 4-3 治疗高血压（次）急症的口服降压药物

药物	剂量	作用时间/持续时间（停药后）	不良反应及注意事项
卡托普利	25 mg 口服，1～2 h 后可重复给药；或 25 mg 舌下含服	口服 15～30 min/6～8 h；舌下 10～20 mg/2～6 h	低血压、双侧肾动脉狭窄病人可诱发急性肾衰竭
可乐定	0.1～0.2 mg 口服，需要时每 1 h 重复给药，总量 0.6 mg	30～60 min/8～16 h	低血压、嗜睡、口干
拉贝洛尔	200～400 mg 口服，每 2～3 h 重复给药	1～2 h/2～12 h	支气管痉挛、心脏传导阻滞、立位低血压
哌唑嗪	1～2 mg 口服，需要时每小时重复给药	1～2 h/8～12 h	晕厥（首剂时易发生）、心悸、心动过速、直立性低血压

六、护理措施

（一）病情观察

（1）如发现病人血压急剧升高，同时出现头痛、呕吐等症状时，应考虑发生高血压危象的可能，立即通知医师并让病人卧床、吸氧，同时准备快速降压药物、脱水剂等，如病人抽搐、躁动，则应注意安全。

（2）对有心、脑、肾并发症病人应严密观察血压波动情况，详细记录出入液量，对高血压危象病人监测其心率、呼吸、血压、神志等。

（二）急救护理

（1）此类病人往往有精神紧张，烦躁不安，应将病人安置在安静的病室中，减少探视，耐心做好病人的解释工作，消除紧张及恐惧心理，必要时给予镇静止痛药物。

（2）给予低钠饮食，适当补充钾盐，不宜过饱，积极消除诱发危象发生的各种诱因，防止危象反复发作。

（3）迅速降低血压，选用药物为作用快、维持时间短，将血压降至 160/100 mmHg 为宜，降压过快过多会影响脑及肾脏的血供。

（4）同时要控制抽搐，降低颅内压、减轻脑水肿，预防肾功能不全。

（5）根据不同类型高血压急症，予以相应的护理。

第五节　急性脑血管病

脑血管病是由各种血管源性病因引起的脑部疾病的总称，可分为急性和慢性两种类型。急性脑血管病是一组突然起病的脑血液循环障碍性疾病，表现为局灶性神经功能缺失，甚至伴发意识障碍，称为脑血管意外或卒中；主要病理过程为脑缺血和脑出血两类。慢性脑血管病是指脑部因慢性的血供不足，导致脑代谢障碍和功能衰退。其症状隐袭,进展缓慢,如脑动脉粥样硬化、血管性痴呆等。

一、概述

(一) 血液供应

脑的血液由颈动脉和椎-基底动脉系统供应。

1.颈动脉系统

通过颈内动脉、大脑前动脉和大脑中动脉供应大脑半球前 3/5 部分的血液。

2.椎-基底动脉系统

通过两侧椎动脉、基底动脉、小脑上动脉、小脑前下动脉及小脑后下动脉和大脑后动脉供应大脑半球后 2/5 部分(枕叶和颞叶底部)以及丘脑后半部、脑干和小脑的血液。

(二) 分类

1.缺血性脑血管病

多由于脑动脉硬化等原因,使脑动脉管腔狭窄,血流减少或完全阻塞,脑部血液循环障碍,脑组织受损而发生的一系列症状。这类病人临床较多见,约占全部脑血管病人的 70%~80%。

2.出血性脑血管病

多由于长期高血压、先天性脑血管畸形等因素所致。由于血管破裂,血液溢出,压迫脑组织,血液循环受阻,常表现颅内压增高、神志不清等症状。这类病人约占脑血管病的 20%~30% 左右。

(三) 危险因素

1.高血压

(1) 高血压是最重要的危险因素。

(2) 尤其是脑出血,只有当血压短期内急骤升高,造成血管破裂而导致出血性脑卒中。

(3) 正常血压下的脑出血比较少见。

(4) 血压长期持续高于正常,发生脑卒中的危险性高;血压越高，脑卒中的危险性越大。

2.吸烟

吸烟者脑卒中的发病率比不吸烟者高 2～3 倍；停止吸烟，危险随之消失。

3.糖尿病

糖尿病人的脑卒中发生率明显高于正常人群。

4.高血脂症

5.嗜酒和滥用药物

嗜酒可引起高血压、心肌损害。有些药的滥用也会引起脑卒中，尤其是可卡因和其他毒品。可卡因能引起血压升高诱发脑出血。

6.肥胖

控制体重不仅有利于预防脑卒中，而且对高血压、糖尿病、高血脂都会带来有益的影响。

7.久坐不动的生活习惯

久坐不动，活动量少，容易肥胖，容易患高血压，也容易引起体内动脉血栓形成。

8.血液黏稠

由于血液黏稠容易形成血栓，堵塞脑血管，发生脑卒中。

9.心房颤动

慢性心房颤动容易在心脏内形成血栓，栓子脱落后随血流到达脑血管内导致脑栓塞。

二、临床特征

（一）短暂性脑缺血发作

（1）突然发病，几分钟至几小时的局灶性神经功能缺失，多在24 h以内完全恢复，而且在 CT 等影像学上无表现，但可有反复的发作。

（2）颈动脉系统的缺血发作以对侧肢体发作性轻度瘫痪最为常见。

（3）椎－基底动脉系统的缺血发作有时仅表现为眩晕、眼球震颤、共济失调。

（4）未经治疗的短暂性脑缺血发作者约 1/3 以后可发展为脑梗死，1/3 继续反复发作，还有 1/3 可自行缓解。

（二）脑血栓形成

（1）脑血栓形成是脑血管疾病中较常见的一种。供应脑部的动脉血管壁发生病理改变，使血管腔变狭窄，最终完全闭塞，导致某一血管供应范围的脑梗死。脑梗死分为白色梗死和红色梗死。

（2）脑血栓形成的发病年龄较高，常有血管壁病变基础，如高脂血症、动脉粥样硬化、糖尿病等，可能有短暂性脑缺血发作史，多在安静、血压下降时发病，起病较缓。

（3）脑血栓形成的临床表现与血液供应障碍的部位有关：①颈内动脉，大脑前、中、后动脉，椎－基底动脉等血栓形成可出现相应动脉支配区的神经功能障碍。②脑动脉深支管腔阻塞，造成大脑深部或脑干的小软化灶，称为腔隙性梗死。

（4）其较常见且有特点的临床表现有：①纯运动性脑卒中、构音障碍、手笨拙综合征、纯感觉性脑卒中、共济失调性轻度偏瘫。②也有一部分病人不出现临床表现，仅在影像学检查时被发现。

（三）脑栓塞

（1）是指来自身体各部位的栓子经颈动脉或椎动脉进入颅内，阻塞脑部血管引起的脑功能障碍。

（2）栓子来源以心源性最常见，栓塞多见于颈内动脉系统，特别是大脑中动脉。

（3）由于栓子突然堵塞动脉，故起病急骤，且可多发。

（4）体检多见肢体偏瘫，常伴有风湿性心脏病和（或）心房颤动等体征。

（5）红色梗死较为常见，诊治时应予警惕。

（四）脑出血

（1）指的是出血部位原发于脑实质时，以高血压动脉硬化出血最为常见。

（2）80％位于大脑半球，主要在基底节附近；其次为各脑叶的皮质下白质；余者见于脑干、小脑、脑室，多在动态下发病。

（3）根据破裂血管的出血部位不同，临床表现各异。起病时血压明显增高，常见头痛、呕吐，伴脑局部病变的表现。

1）基底节区出血：常见对侧肢偏瘫、偏身感觉障碍及偏盲的"三偏征"。

2）脑叶出血：颅内高压和脑膜刺激征，对侧肢体有不同程度的瘫痪和感觉障碍，发病即昏迷。

3）桥脑中央区出血：深昏迷、针尖样瞳孔、四肢瘫痪、高热。

4）小脑出血：眩晕明显，频繁呕吐，枕部疼痛，以及共济失调、眼球震颤，严重者可出现脑干症状，颈项强直、昏迷。

5）脑室出血：可有一过性昏迷和脑膜刺激征，出血量多者昏迷、呕吐、去脑强直或四肢松弛性瘫痪。

（五）蛛网膜下腔出血

（1）常指原发性蛛网膜下腔出血，即脑部非外伤性动脉破裂，血液流入蛛网膜下腔。

（2）常见的病因是先天性动脉瘤和脑血管畸形。前者多位于颅底动脉环的分支处，常累及脑神经，以动眼神经功能障碍较多。脑血管畸形常位于大脑前动脉和大脑中动脉供血区脑的表面，部分病人在过去史中可有癫痫发作史。

（3）临床表现以突发剧烈头痛、呕吐、脑膜刺激征为主，少数有抽搐发作、精神症状及脑神经受累，以动眼神经麻痹多见。年迈者的临床表现常不典型，多表现为精神症状或意识障碍。

（4）延迟性血管痉挛影响蛛网膜下腔出血死亡率的因素除再次复发出血外，由于蛛网膜下腔中血细胞，直接刺激血管或血细胞破坏后产生多种血管收缩物质所致的延迟性血管痉挛也是因素之一。其临床表现的特征为：一般在蛛网膜下腔出血后的2周内出现渐进性意识障碍和局灶性神经功能障碍，如肢体瘫痪等，而头颅 CT 检查无再出血征象。如早期识别,积极处理,预后可有改善。

三、治疗原则

急性脑血管病处理的基本原则是在抢救病人生命的同时,力求及早明确病变类型和可能的病因。

(一) 急救措施

(1) 无法区别是出血性或缺血性时,则应该首先作如下处理:①保持安静,病人平卧。②保持呼吸道通畅,给氧。③严密观察意识(意识的变化可提示病情进展)、眼球位置(供病变定位参考)、瞳孔(判断脑神经受累及有否脑疝)、血压、心率、心律、呼吸、体温(可反映颅内压和病情程度)。④调控血压,最好能维持在病人的平时水平或 150/90 mmHg 左右,不宜降得过低。⑤加强护理,定时翻身、吸痰,保持大小便通畅,用脱水剂者应注意膀胱情况。⑥保持营养和水电解质平衡,如有头痛、呕吐等颅内高压症状时,应予降颅内压处理。

(2) 一旦缺血性或出血性脑血管病诊断明确后,应分类处理。

(二) 短暂性脑缺血发作

(1) 其治疗主要是防治高血压和动脉硬化,如有心脏病、糖尿病、高脂血症等应积极治疗,也可采用脑血栓形成的治疗方法,外科手术尚需根据病人的具体情况重考虑。

(2) 短暂性脑缺血发作是一个多病因的疾病,应排除脑血管病以外的病因,如脑肿瘤等。

(3) 治疗原则是防止血栓进展及减少脑梗死范围。

(三) 脑血栓形成

(1) 有高血压者应降压药,降压不宜过速过低,以免影响脑血流量。有意识障碍、颅内压增高脑水肿者用脱水剂。

(2) 扩充血容量用于无明显脑水肿及心脏严重功能不全者。

(3) 溶栓药物溶栓治疗是脑血栓形成的理想治疗方法,用于起病后极早期及缓慢进展型卒中。溶栓治疗过程中,应注意出血并发症。

（4）抗凝治疗过去主张用于进展性非出血性梗死，但抗凝治疗可能发生出血并发症，要求有较完善的实验室条件，随时监测，不断调节剂量。

（5）可适当应用脑代谢活化剂，促进脑功能恢复。

（6）手术治疗对急性小脑梗死导致脑肿胀及脑内积水者，可作脑室引流术或去除坏死组织，以挽救生命。

（三）脑栓塞

（1）除治疗脑部病变外，要同时治疗脑栓塞的原发疾病。

（2）脑部病变的治疗基本上与脑血栓形成相同。

（3）脑栓塞常为红色梗死，溶栓治疗应予慎重。

（四）脑出血

（1）保持安静，防止继续出血。

（2）积极防治脑水肿，降低颅内压。

（3）调控血压，改善血液循环。

（4）加强护理，防治并发症。

（5）手术治疗：如基底节附近出血，经内科治疗症状继续恶化、小脑出血血肿体积＞15 mL或脑叶血肿＞45 mL，但体质较好者，条件许可时采取手术清除血肿。对通过颅骨钻孔清除血肿，其适应证和禁忌证尚未形成完全一致的认识。

（6）注意事项：①应用高渗性利尿剂等脱水时要注意水、电解质平衡和肾功能。②若无颅内压增高，血压应调控在发病前原有的水平或150/90 mmHg。③止血剂和凝血剂的应用尚有争议，但如伴有消化道出血或凝血障碍时应予使用。④用调控胃酸药以避免应激性溃疡。⑤有感染、尿潴留、烦躁或抽搐等应对症处理。

（五）蛛网膜下腔出血

治疗原则是制止出血，防治继发性脑血管痉挛，去除出血的原因和防止复发。

四、脑水肿与甘露醇

（一）脑水肿的发生

急性脑血管疾病时的脑水肿主要与脑能量代谢和微循环障碍有关，近年强调自由基的毒性作用和细胞内钙超载是导致脑水肿的分子生物学机制。这些因素之间有密切的内在联系，它们对脑组织的损害及最终结果产生共同影响。

1.急性脑梗死

（1）脑损害的主要原因是缺血缺氧。在急性脑梗死早期，先出现细胞性脑水肿；若缺血缺氧迅速改善，细胞性脑水肿可减轻或消失；若缺血缺氧时间超过数小时至数日，导致血管内皮细胞和血脑屏障损害，又可发生血管源性脑水肿。

（2）脑水肿进一步妨碍脑血流，使局部脑缺血缺氧进一步恶化。局部脑血流量减少，又促使梗死灶扩大及脑水肿加重，甚至引起颅内压增高。

（3）颅内压增高是使临床症状进一步恶化的主要原因。

2.脑出血

（1）颅内压增高的机制中血肿的占位效应是首要因素。颅腔内组织有一定的调节作用，可使约 50 mL 体积的血肿得到缓冲，使颅内压得到代偿。临床及实验发现，在血肿清除后，颅内压可获一过性降低，之后又有继发性升高。

（2）延迟性血肿清除时可见血肿周围脑组织已有明显水肿。这提示除血肿本身因素外，血肿周围脑水肿对颅内压增高可能起关键作用。实验还证实离血肿越近，脑水肿越重，且远离血肿的对侧半球脑含水量亦增加。

（3）临床及实验研究均发现脑出血后产生广泛性脑血流量降低，故目前认为缺血性因素参与了脑出血后脑水肿的形成。

（4）血管源性脑水肿产生于脑出血后的 12 h 内，而细胞性脑水肿在出血后 24 h 达高峰，并持续 2～3 天。

（5）由于血肿溶解而逸出的大分子物质进入细胞外间隙，引起局部渗透压梯度改变，大量水分进入组织间隙，而产生高渗性水肿。

（二）甘露醇的作用机制

（1）甘露醇是通过渗透性脱水作用减少脑组织含水量。用药后使血浆渗透压升高，能把细胞间隙中的水分迅速移入血管内，使组织脱水。

（2）由于形成了血－脑脊液的渗透压差，水分从脑组织及脑脊液中移向血循环，由肾脏排出，使细胞内外液量减少，从而达到减轻脑水肿、降低颅内压目的。

（3）甘露醇也可能具有减少脑脊液分泌和增加其再吸收，最终使脑脊液容量减少而降低颅内压。

（4）甘露醇还是一种较强的自由基清除剂，能较快清除自由基连锁反应中毒性强、作用广泛的中介基团羟自由基，减轻迟发性脑损伤，故近年已将甘露醇作为神经保护剂用于临床。

（5）甘露醇还具有降低血黏度，改善微循环，提高红细胞变形性，而促进组织水平的氧转运，有益于改善脑梗死和脑出血周围的脑水肿。

（三）甘露醇的临床应用

（1）甘露醇仍为急性脑血管疾病发病早期的主要脱水药物。虽然对急性脑血管疾病是否应用甘露醇仍有不同意见，焦点在于甘露醇是否脱去正常脑组织水分，而对脑损伤部位水肿组织无明显作用。但在临床实践中缺少确切的因用甘露醇引起脑部病情恶化的实例。

（2）急性脑血管疾病发病后不论轻重，都存在不同程度的脑水肿，原则上应使用抗脑水肿药物。

（3）由于甘露醇疗效发生快，作用持续时间长，每 8 g 甘露醇可带出水分 100 mL，脱水降颅压作用可靠确实。

（4）对已有颅内压升高，甚至出现脑疝者，甘露醇应列为首选。

（5）脑血管疾病伴心功能不全者用甘露醇应慎重，以免因输入过快或血容量增加而诱发心力衰竭。脑血管疾病伴血容量不足时，宜在补充血容量后酌情使用甘露醇。脑血管疾病伴低蛋白血症时，宜先用 25％清蛋白或浓缩血浆调整血浆蛋白浓度后，再酌情使用甘露醇。

（6）甘露醇应用后先发生短暂性高血容量而使血压升高。故对同时伴高血压者，在用甘露醇前，可先用呋塞米（速尿）将血容量调整后，再用甘露醇，以避免不良反应产生。

（7）当病人血浆渗透压＞330 mOsm/L 时，应停止使用。因此时无论给予任何剂量甘露醇，也不可能起到脱水作用。

（四）使用方法

1.使用时间

一般 7～10 天为宜。

2.使用剂量

根据病灶体积、脑水肿程度和颅内压情况而定。病灶直径在 3 cm 以上者，每日应给予一定量甘露醇。病灶大、脑水肿严重或伴颅高压者，予每次 1～2 g/kg，每 4～6 h 可重复使用；对出现脑疝者，剂量可更大些。尤其对于脑出血并发脑疝者，可为后续的手术治疗赢得时间。

3.用药速度

一般主张 250 mL 液量宜在 20 min 内滴入。用药后 20 min，颅内压开始下降，2～3 h 达高峰，其作用持续 6 h 左右，颅内压可降低 46％～55％。有报道快速注入小剂量每次 0.25～0.5 g/kg 甘露醇，可能获得与采用大剂量类似的效果。

（五）注意事项

1.预防内环境紊乱

甘露醇在降颅内压的同时也带走了水分和电解质，若不注意易导致水、电解质紊乱和酸碱平衡，更加重脑损害。故在用药期间，应定期观察有关项目，及时发现和调整。切勿将由于严重内环境紊乱导致脑功能恶化，误认为脱水不足而继续使用甘露醇，造成严重医源性后果。

2.预防肾功能损害

甘露醇肾病表现为用药期间出现血尿、少尿、无尿、蛋白尿、尿素氮升高等。部分病人发病后不是死于脑血管疾病，而是死于肾衰竭，其中部分与甘露醇有关。故对原有肾功能损害者应慎用。主要非必要时用量切勿过大，使用时间勿过长。用药期间密切监测有关指标。发现问题及时减量或停用。一旦出现急性肾衰竭，应首选血液透析，部分患者经一次透析即可恢复。

3.注意反跳现象

一般认为甘露醇不能或很少进入脑细胞内，因此无反跳现象。但在不同病人，因其血管通透性改变程度不同而有差异。对通透性极度增高者，甘露醇可能会渗入脑组织而发生反跳现象。为防止反跳现象，在 2 次甘露醇用药期间，静脉注射 1 次高渗葡萄糖或地塞米松，以维持其降颅压作用。

4.警惕过敏反应

甘露醇过敏反应少见，偶有致哮喘、皮疹甚至致死。

5.其他不良反应

（1）当给药速度过快时，部分病人出现头痛、眩晕、心律失常、畏寒、视物模糊和急性肺水肿等不良反应。剂量过大，偶可发生惊厥。

（2）可影响某些检查结果，可使血胆红素、肌酐增加，尿酸、磷酸盐增加，分析检验结果时需充分认识。

（3）心功能不全及脱水致少尿的病人慎用，有活动性颅内出血者禁用（开颅手术时除外），因能透过胎盘屏障，引起胎儿组织水肿，故孕妇禁用。

（六）护理措施

1.静脉炎

近来静脉留置针和中心静脉穿刺的应用，大大减轻了血管穿刺性损伤，同时所选血管较粗，血流速度较快，降低了静脉炎的发生率。一旦出现注射静脉疼痛、发红等静脉炎症状，及时采取酒精湿敷、50％硫酸镁热敷、甘露醇加温输入等方法，可控制静脉炎症状，必要时更换部位，进行静脉穿刺。

2.渗漏

输注甘露醇时，一旦发生渗漏，需及时处理，可采取 50％硫酸镁局部湿敷、0.01％酚妥拉明溶液浸湿纱布湿敷、烫伤膏外敷等措施，可改善微循环，消除水肿，防止组织坏死。如外渗伴有局部瘀血，可局部封闭注射，可降低局部血管的脆性，从而减轻或阻止液体的外渗及疼痛反应，缓解血管痉挛，改善缺血缺氧状态，有利于渗出物的吸收，减轻局部损伤。如处理不及时，超过 24 h多不能恢复，对已发生局部缺血，严禁使用热敷，因热敷可使局部组织温度升高，代谢加快，氧耗增加，加重组织坏死。

五、护理措施

（一）体位

1.急救体位

（1）急性期应严格卧床，尽量少搬动病人，特别是出血性脑血管病急性期的重症病人，原则上应就地抢救。

（2）病人头部可放一轻枕，抬高 15°～30°，以促进静脉回流，减轻脑水肿，降低颅内压。

（3）对于缺血性脑血管病，为防止脑血流量减少，病人可取平卧位。

（4）头偏向一侧，可防止误吸，以保持呼吸道通畅。

2.康复体位

脑血管病的治疗实际上是分两个重要阶段进行的，一是急性期的治疗；二是恢复期的治疗与康复锻炼。两个治疗阶段有着密切的因果关系，但是具有同等的重要性。从急性期的治疗开始，不论病人意识清楚与否，护理人员都应注意肢体的正确姿势的摆放。防止出现畸形或肢体挛缩，使脑血管病病人康复后能恢复正常的姿势。

（1）仰卧位：头部枕于枕头上，躯干平展，在患侧臀部至大腿下外侧垫放一个长枕，防止患侧髋关节外旋。患侧肩胛下方放一枕头，使肩上抬，并使肘部伸直、腕关节背伸、手指伸开手中不握东西。患侧下肢伸展，可在膝下放一枕头，形成膝关节屈曲，足底不接触物品，可用床架支撑被褥。

（2）健侧卧位：健侧肢体处于下方的侧卧位。头枕于枕头上，躯干正面与床面保持直角。患侧上肢用枕头垫起，肩关节屈曲约100°，上肢尽可能伸直，手指伸展开。患侧下肢用枕头垫起，保持屈髋、屈膝位，足部亦垫在枕头上，不能悬于枕头边缘。健侧肢体在床上取舒适的姿势，可轻度伸髋屈膝。健侧卧位有利于患侧的血液循环，可减轻患侧肢体的痉挛，预防患肢浮肿。

（3）患侧卧位：患侧肢体处于下方，这样有助于刺激、牵拉患侧，减轻痉挛。患侧头稍前屈，躯干后倾，用枕头稳固支撑后背，患侧肩前伸、肘伸直、前臂旋后、手腕背伸、手心向上、手指伸展开。患侧下肢髋关节伸展、微屈膝。注意一定要保持患侧肩处于前伸位。

（4）上述三种卧床姿势，可经常交替变换。还可采取以下措施，保持正确体位：①腋下放置一枕头，防上肢内收挛缩。②患侧下肢足部放一稍软物体，以防足下垂。③大腿外侧置沙袋，以防外旋。④进行关节被动运动，每天至少2次。

（二）急救护理

1.镇静

（1）许多病人有情绪激动的表现，这会对病人、看护者和家庭带来痛苦，并可能导致自伤。躁动的常见原因为发热、容量不足，去除病因后再考虑使用镇静剂及抗精神病药。

（2）推荐小心使用弱到强的地西泮药，迅速起效的苯二氮䓬类最好，但剂量不宜过大，以免影响意识程度的观察。必要时加用其他药如止痛药和神经地西泮药对症处理严重的头痛。剂量和服药时间应根据临床需要。

（3）慎用鸦片类药物及其他呼吸抑制剂。尤其是当伴有颅内压增高时，更应注意，以免导致呼吸骤停。

（4）卒中后癫痫的治疗，首选抗惊厥药为苯二氮䓬类，静脉给予地西泮（5 mg，＞2 min，最大量 10 mg），可反复应用，随后应改用长效抗惊厥药。

2.血压

（1）缺血或出血性卒中发生后血压升高，一般不需要紧急治疗。在发病 3 天内一般不用抗高血压药，除非有其他疾患：①心肌梗死；②出现梗死后出血；③合并高血压脑病；④合并主动脉夹层；⑤合并肾衰竭；⑥合并心脏衰竭。

（2）缺血性卒中需立即降压治疗的适应证是收缩压＞220 mmHg、舒张压＞120 mmHg 或平均动脉压（MAP）＞130 mmHg。需溶栓治疗者，应将血压严格控制在收缩压＜185 mmHg，或舒张压＜110 mmHg。

（3）对出血性卒中，一般建议比脑梗死病人更积极控制血压。有高血压病史的病人，血压水平应控制平均动脉压在130 mmHg以下。刚进行手术后的病人应避免平均动脉压大于 110 mmHg。如果收缩压 180 mmHg，舒张压 105 mmHg，暂不降压。如果收缩压低于 90 mmHg，应给予升压药。

（4）平均动脉压＝舒张压＋1/3 收缩压与舒张压之差，或平均动脉压＝（收缩压＋2 倍舒张压）/3。

3.高颅压

（1）头位抬高 20°～30°。

（2）保持病人良好体位，以避免颈静脉压迫。

（3）对于大多数病人，给予生理盐水或乳酸 Ringer's 溶液静注维持正常的容量，速度 50 mL/h。除非病人有低血压，否则避免快速点滴，因为有增加脑水肿的危险。避免给予含糖溶液（怀疑低血糖者除外），此类溶液低渗，有增加脑水肿的危险。

（4）维持正常体温。

（5）渗透压治疗，如果有指征，用甘油果糖，甘露醇或地西泮。

（6）保持正常通气（PCO_2 35～40 mmHg 或略低水平）。

（7）对于轻－中度脑血管病者，如无缺氧情况，不常规给氧；

如 $SO_2<90\%$，给氧 $2\sim4$ L/min，禁忌高浓度吸氧。

（8）如果无病理性呼吸，血气分析提示中度缺氧，则给予氧吸入即可。如果有病理性呼吸、严重低氧血症或高碳酸血症、有较高误吸危险的昏迷病人，建议早期气管插管。

（三）心理护理

卒中病人因病程长，发病迅速，致残率高以至于引起病人忧郁、紧张、焦虑、烦躁、甚至轻生，这些不良的情绪刺激不但使病人在思想上产生消极对抗，使卒中病人失去锻炼的信心，而且对人体各系统产生影响，如使呼吸频率加快，神经功能失调，内分泌功能紊乱等。

护士应积极主动的给予病人心理疏导，安慰病人，消除不良情绪刺激。实践证明，不良的情绪可引起大脑皮层兴奋，促使去甲肾上腺、肾上腺素及儿茶酚胺分泌增加，以至于全身小动脉出现收缩，心跳加快，血压升高，易导致再卒中。而处于兴奋状态和良好情绪时，神经抑制解除，这时神经肌肉调节达到最佳状态，有利于肢体功能恢复。

（四）健康教育

1.脑血管病后肢体运动恢复

脑血管病的运动恢复，Brunnstrom 将它分为 6 个过程：

（1）第一期：松弛性瘫痪，无活动。

（2）第二期：在共同形式下的活动，出现痉挛。

（3）第三期：主动运动的出现仅见于肢体共同运动形式时，痉挛增强。

（4）第四期：在共同形式活动外，出现随意运动，痉挛减轻。

（5）第五期：能出现对个别或单独活动的控制。

（6）第六期：恢复至接近正常活动控制。

大多数病人可按以上分期恢复，但部分病人可因不同原因，使康复在某一时期不再延续好转。一般说第一期持续时间 $7\sim10$ 天，不超过二周；第二期、第三期时间从二周到一个月末。

2.卒中的危险和饮酒

近来关于饮酒和卒中危险的临床观察性试验显示，两者之间是一种 J 形曲线关系，适当程度的饮酒引起缺血性卒中降低 30%，而大量饮酒至少增加了 60% 的危险性。

结果显示每天饮用少于 2 个酒精饮料或者 24 g 以下酒精，能降低缺血性卒中的危险，而饮用 5 个酒精饮料或 60 g 以上的酒精，将显著增加任何类型卒中的危险包括出血性和缺血性卒中。

还发现饮酒和缺血性卒中危险性之间存在 J 形曲线关系，而和出血性卒中之间存在线性关系。和不饮酒者相比，每天饮酒超过 60 g 者出血性卒中危险性增加超过 2 倍，而且较低量饮酒者也没有发现保护作用。

因此，由于大多数卒中类型是缺血性卒中，适当饮酒导致的卒中总数的减少很大程度上是由于降低缺血性卒中引起的。

第六节 急性重症胰腺炎

急性胰腺炎是指胰酶在胰腺内被激活后引起胰腺自身消化所致的急性化学性炎症。本病为消化系统常见的急腹症，可发病于任何年龄，女性较男性多见。急性重症胰腺炎（severe acute pancreatitis，SAP）发病突然，临床表现复杂，病情进展迅速，易引起全身多脏器功能损害，病死率高达 20%～30%。在 SAP 发病过程中，组织坏死、大量渗出和继发感染，多数病例死于疾病早期，直至近 10 年来，随着 SAP 外科治疗的进展，治愈率有所提高，但总体死亡率高达 17% 左右。

一、病因及发病机制

（一）病因

70%～80% 的重症急性胰腺炎是由于胆道疾病、酗酒和暴饮暴食所引起的。

1.胆道结石

特发性急性胰腺炎中有70％是由胆道微小结石引起的，这种微小结石的成分主要是胆红素颗粒，其形成与肝硬化、胆汁淤积、溶血、酗酒和老龄等因素有关。若临床上怀疑此病，可做急诊内镜逆行胰胆管造影（encoscopic retrograde cholangiopan creatography，ERCP）或十二指肠引流，将收集到的胆总管内的胆汁进行显微镜检查，即可明确诊断。对确诊为微小胆石的患者，首选的治疗方法是行胆囊切除术。

2.肝胰壶腹括约肌功能障碍

肝胰壶腹括约肌功能障碍可使壶腹部的压力升高，影响胆汁与胰液的排泄，甚至导致胆汁逆流入胰管，从而引发急性胰腺炎。

3.酗酒或暴饮暴食

因酗酒和暴饮暴食引起重症急性胰腺炎的患者以男性青壮年为主，暴饮暴食和酗酒后，可因大量食糜进入十二指肠、酒精刺激促胰液素和胆囊收缩素释放而使胰液分泌增加，进而引起乳头水肿和肝胰壶腹括约肌痉挛，最终导致重症急性胰腺炎发病。

4.感染

感染引起急性胰腺炎并不少见。途径有：肝胆炎症微生物通过淋巴管移入；肠道细菌由寄生虫携入胰管；微生物从血行感染。某些病毒如流行性腮腺炎等感染能发生本病。感染致病原因是病原体内溶酶体激活胰酶或感染引起胆汁变性导致胰腺损害。

5.内分泌与代谢障碍

任何引起高钙血症的原因，如甲状旁腺肿瘤和维生素D过多等，均可产生胰管钙化，增加胰液分泌和促进胰蛋白酶原激活。

6.手术与创伤

胰胆或胃手术，腹部钝挫伤，可直接或间接损伤胰组织与血液循环供应引起胰腺炎。

此外，精神刺激、某些药物和免疫等因素亦能导致本病。

（二）病理生理

1.胰腺病理变化

基本病理变化是水肿、出血和坏死，临床分为两型：①急性水肿型多见。胰腺肿大，颜色苍白，质地变硬，间质水肿，充血，炎性细胞浸润，胰腺本身及周围有少量脂肪坏死；②急性出血坏死型：胰腺实质及脂肪组织坏死，坏死区呈灰黑色，血管破坏出血，腹腔有血性渗出液。本型少见。

胰腺大体上表现为红褐色或灰褐色，并有新鲜出血区。有较大范围的脂肪坏死灶，散落在胰腺炎及胰腺周围组织如大网膜，称为钙皂斑。病程较长者可并发脓肿、假性囊肿或瘘管形成。显微镜下胰腺组织的坏死主要为凝固性坏死，细胞结构消失。坏死灶周围有炎性细胞浸润包绕。

2.胰腺炎病理生理过程

由于胰液外溢和血管损害，部分病例可有化学性腹水、胸水和心包积液，并易继发细菌感染。发生急性呼吸窘迫综合征时可出现肺水肿、肺出血和肺透明膜形成。也可见肾小球病变、肾小管坏死、脂肪栓塞和弥漫性血管内凝血等病理变化。

（三）发病机制

1.胰腺的自身消化

正常人胰液因有防御机制在体内不发生自身消化。

在急性胰腺炎时许多酶系统也被激活：①胶原酶可使炎症扩散；②弹性硬蛋白酶可损害血管壁引起出血；③蛋白水解酶复合体可使组织坏死进一步蔓延扩散；④脂肪酶可以使胰周脂肪组织（如肠系膜根部、小网膜囊、腹膜后间隙、肾床、主动脉两侧和盆腔等）形成脂肪坏死区。钙离子和坏死的脂肪结合形成皂化斑，这是血钙下降的原因之一。同时，胰腺本身的坏死组织分解溶化后可产生血管活性物质，如血管舒缓素、激肽及前列腺素等，使周围血管张力降低，加上胰周大量液体渗出、血容量锐减和血压下降均可进一步造成循环功能紊乱及肾脏损害。

2.细胞因子在致病中的作用

早在 20 世纪 90 年代初就已发现炎性细胞因子在急性胰腺炎导致的全身性炎症中起重要作用。在急性胰腺炎中这些炎性细胞因子互相关联和累积作用，可导致血管渗漏、低血容量和多系统器官衰竭等危象的发生。因而认为检测血液中此类细胞因子的浓度，有助于判断胰腺病变的严重程度、病情的发展和预后等。与此同时，急性胰腺炎患者体内也存在一些保护性细胞因子和内生性细胞因子拮抗剂，主要有 IL-2、IL-10、可溶性 TNF 受体（STNFR）和 IL-1 受体拮抗剂（IL-1ra）。这些因子可用于治疗重症急性胰腺炎，减轻胰腺和其他脏器的损伤，缓解病情，改善预后，降低死亡率。细胞因子可能会成为今后治疗重症急性胰腺炎的一个新途径。

二、临床表现与诊断

（一）临床表现

1.腹痛

腹痛是胰腺炎最常见、最主要的症状，90％以上的患者以腹痛为首发症状。患者常突然起病，常在饮酒和饱餐后发生，程度轻重不一，可为钝痛、刀割样痛、钻痛或绞痛，呈持续性，可有阵发性加剧，可向腰背部呈带状放射，取弯腰抱膝位可减轻疼痛，不能为一般胃肠解痉药缓解，进食可加剧。疼痛部位多在中上腹。水肿型腹痛 3～5 天即缓解。出血坏死型病情发展较快，由于渗液扩散，可引起全腹痛。极少数患者可无腹痛或腹痛极轻微。急性水肿型胰腺炎上腹压痛不明显，无腹肌紧张及反跳痛，少数伴有轻度腹胀。出血坏死型胰腺炎腹膜刺激征明显，腹肌紧张，明显压痛及反跳痛，严重者发生中毒性肠麻痹，肠鸣音减弱，腹腔有血性渗出液，脐周（Cullen 征）或两侧腹（Grey-Turner 征）出现青紫。

2.恶心、呕吐及腹胀

恶心和呕吐是本病常见的症状。呕吐是机体对胰腺炎的一种防御性反应，多在饭后发生，呕吐出食物伴胆汁。同时伴有腹胀，少数严重患者由于麻痹性肠梗阻或腹膜炎发生呕吐。

3.发热

一般在 38.5 ℃以下，少数也可超过 38.5 ℃，3～5 天热退。出血坏死型胰腺炎体温达 38 ℃～39 ℃，并发腹膜炎和胰腺脓肿等继发感染，发热更高并持续不退。

4.休克

休克是出血坏死型胰腺炎的重要特征。少数病例无明显腹痛而出现休克或死亡。休克的原因多为血管弹力纤维受弹力蛋白酶的破坏及激肽的释放引起低血容量休克，也有部分患者休克是由于出血或中毒等原因所致。

5.并发症

（1）急性液体积聚：发生于急性胰腺炎病程的早期，位于胰腺内或胰周，无囊壁包裹的液体积聚，通常靠影像学检查发现。影像学上为无明显囊壁包裹的液体积聚。急性液体积聚多会自行吸收，少数可发展为急性假性囊肿或胰腺脓肿。

（2）胰腺及胰周组织坏死感染：胰腺实质弥漫性或局灶性坏死，伴有胰周脂肪坏死，继发感染。

（3）急性胰腺假性囊肿：常在发病后 3～4 周形成，系胰腺坏死组织或脓肿内容物在胰腺内、外液化积聚所致。约有半数囊肿于病程 4～6 个月内吸收。囊肿可压迫消化道和胆管引起消化道梗阻和黄疸等表现，部分囊肿可内出血或继发感染，呈相应的临床表现。

（4）胰腺脓肿：是指胰腺局灶性坏死液化、胰周积液或假性囊肿继发感染形成，脓肿由完整的壁包裹，腔内为富含细菌和真菌等病原体的脓液。临床表现为高热不退、持续腹痛和高淀粉酶血症等。一般发生于病程的 3～4 周后，预后较胰腺坏死感染好。

（5）急性呼吸窘迫综合征（ARDS）：为急性胰腺炎最严重的呼吸系统并发症，见于 15％～20％急性胰腺炎患者，通常发生于病程的2～7 日，但也可在早期即迅速出现。

（6）其他并发症：重症急性胰腺炎在病后数天内可出现多种严重并发症，如急性肾衰竭，心律失常或心力衰竭、肝衰竭、消化道出血、败血症、胰性脑病和弥散性血管内凝血等，病死率高。

（二）诊断

根据急性胰腺炎的临床表现，如急性上腹痛发作伴有上腹部压痛或腹膜刺激征，实验室检查发现血、尿或腹中胰淀粉酶升高即可诊断。

1.辅助检查

（1）淀粉酶测定：急性胰腺炎患者一般血清淀粉酶在发病2小时后开始升高，24小时达高峰，可持续4～5天，Somogyi法测量正常不超过15 U，500 U以上有诊断价值；尿淀粉酶在发病后24小时开始上升，下降缓慢，可持续1～2周，适应于就诊较晚的病例检查。

（2）血钙测定：血清钙降低发生在发病的第2～3天以后，这与脂肪组织坏死和组织内钙皂形成有关，若血钙低于2.0 mmol/L常预示病情严重。

（3）B超检查：显示胰腺弥漫肿大，轮廓浅呈弧状膨出，水肿病变时，胰内为均匀的低回声分布，有出血坏死时，可出现粗大的强回声。

（4）CT检查：急性水肿性胰腺炎时，胰腺弥漫增大，密度不均，边界变模糊，出血坏死型则在肿大的胰腺内出现皂泡状的密度减低区。

2.诊断标准

中华外科学会胰腺学组1992年提出，具备以下4项中的2项者，即可诊断为重症胰腺炎。①血、尿淀粉酶升高（＞500苏式单位），或突然下降到正常，但病情恶化；②血性腹水，其中淀粉酶增高（＞1500苏式单位）；③难复性休克（扩容后休克不好转）；④B超或CT检查示胰腺肿大，质不均，胰外有浸润。

三、急救护理

(一) 抑制胰酶分泌

1.禁食和胃肠减压

急性期应禁食，防止酸性胃液进入十二指肠，刺激胰腺分泌消化酶，加重胰腺炎症。

2.抗胆碱能药物

阿托品和山莨菪碱 (654-2) 等肌内注射，可抑制胃肠分泌，减轻胰腺刺激，但有肠麻痹和严重腹胀时不宜使用。

3.H_2 受体拮抗剂

适当应用组织胺 H_2 阻断剂和质子泵抑制剂可抑制胃酸分泌，减少对胰腺外分泌的刺激。

4.抑肽酶、加贝酯

静脉滴注抑制胰酶活性药物。

5.生长抑素及其衍生物

对胰腺和胃肠分泌功能有广泛的抑制作用，减轻炎症。由于价格偏高，主要用于病情重者。生长抑素十四肽 (商品名：施他宁) 临床应用为每小时静滴 250 μg，持续至腹痛缓解或血清淀粉酶显著下降；生长抑素八肽 (普得定) 50～100 μg 静注或皮下注射，每 8 小时1 次，连续5～7 天。

(二) 抗生素应用

急性胰腺炎发病 1 周内继发感染机会为 5%，持续 1 周后则增至 25%，以革兰氏阴性杆菌为主，应予相应抗生素，病情危重者宜给予广谱抗生素。

(三) 纠正水电解质紊乱

禁食患者应静脉补液每日 2000～3000 mL，以补充血容量。每日静脉滴入 5% 葡萄糖氯化钠注射液 1000 mL，10% 葡萄糖液 2000 mL 和氯化钾。胃肠减压或呕吐病例需补足丢失的液体量及电解质。血钙降低时，以 10% 葡萄糖酸钙 10～20 mL 滴注。有手足抽搐而血钙不低者应注意镁离子是否缺乏。

（四）内镜治疗

在 B 超和血清学检查提示为胆源性胰腺炎者，如有条件，可经 ERCP 证实后在内镜下行胆总管下端括约肌切开减压和/或胆总管引流术，常能阻止胰腺炎的进一步发展，预防并发症的发生。

（五）腹腔灌洗

适用于出血坏死型胰腺炎伴有腹腔内大量渗液者。通过大量液体反复灌洗腹腔，可以移除胰腺渗出和所释放的胰酶等有毒物质。

（六）器官功能监测和支持

有条件的单位应将出血坏死型胰腺炎患者收入重症监护病房，监测心、肺和肾等功能，补充和纠正水、电解质失衡。

（七）手术时机

重症胰腺炎应先积极进行非手术治疗，如在坏死的胰腺及胰周组织证实有细菌感染，或 CT 高度怀疑有脓肿者，需行外科手术。胆源性胰腺炎未解除梗阻，或重症胰腺炎诊断尚不能肯定，须进行剖腹探查以明确病因，也均宜外科手术。

第七节　糖尿病酮症酸中毒

一、病因及发病机制

（一）病因

糖尿病酮症酸中毒（diabetic ketoacidosis，DKA）是糖尿病代谢紊乱加重时，脂肪分解加速，大量脂肪酸在肝脏经 β 氧化产生大量乙酰乙酸、β-羟丁酸和丙酮，三者统称为酮体。血清酮体积聚超过正常水平时称为酮症。乙酰乙酸和 β-羟丁酸均为较强的有机酸，大量消耗体内储备碱，若代谢紊乱进一步加剧，血酮继续升高，超过机体处理能力时，便发生代谢性酸中毒。

（二）诱因

DKA 诱因很多，1 型糖尿病有自发 DKA 倾向，2 型糖尿病患者在一定诱因作用下也可发生 DKA，常见诱因有感染、胰岛素剂量不足或治疗中断、饮食不当、妊娠和分娩、创伤、手术、麻醉、急性心肌梗死、心力衰竭、精神紧张或严重刺激引起应激状态等，有时亦可无明显诱因。

（三）发病机制

1.高血糖

DKA 患者的血糖多呈中等程度的升高，常为 $300\sim500$ mg/dL（$16.7\sim27.5$ mmol/L），除非发生肾功能不全，否则一般不超过 500 mg/dL（27.5 mmol/L）。造成患者高血糖的原因包括：胰岛素分泌能力的下降，机体对胰岛素反应性降低，升糖激素分泌增多以及脱水血液浓缩等因素。高血糖对机体的影响包括：①影响细胞外液渗透区：一般血糖每升高 5.6 mmol/L（100 mg/dL）血浆渗透压相应升高 5.5 mmol/L（5.5 mOsm/kg），细胞外液高渗引起细胞内液向细胞外移动，细胞脱水，而细胞脱水将导致相应器官的功能障碍；②引起渗透性利尿：DKA 时增高的血糖由肾小球滤过可比正常的 $5.5\sim11.1$ mmol/（L·min）要高 $5\sim10$ 倍，而近端小管回收糖的最大能力为 $16.7\sim27.8$ mmol/（L·min），多余的糖由肾脏排出的同时带走水分和电解质，进一步导致水盐代谢紊乱。

2.酮症和（或）酸中毒

包括以下几点：

（1）酮体的组成和代谢：酮体是脂肪 β 氧化不完全的产物，包括乙酰乙酸、β-羟丁酸和丙酮 3 种组分。其中乙酰乙酸为强有机酸，能与酮体粉发生显色反应；β-羟丁酸为乙酰乙酸还原产物，亦为强有机酸，在酮体中含量最大，约占酮体总量的 70%；丙酮则为乙酰乙酸脱羧产物，量最少，呈中性，无肾阈，可从呼吸道排出。正常人血酮体不超过 10 mg/dL，酮症酸中毒时可升高 $50\sim100$ 倍，尿酮阳性，脂肪酸 β 氧化的产物乙酰 CoA 既是酮体的前身物又是酮体消除的必然途径。乙酰 CoA 是与糖代谢的产物草酰乙酸结合形成柠檬酸，然后进入三羧酸循环而被利用，如无充足的糖代谢产物，草酰乙酸酮体的消除即出现障碍。

（2）脂肪分解增加：DKA患者脂肪酸分解的主要原因包括胰岛素严重缺乏不能抑制脂肪分解糖；利用障碍机体代偿性脂肪动员增加；以及DKA时生长激素、胰高糖素和皮质醇等促进脂肪分解的激素增加等因素所致。

（3）高酮血症：DKA患者脂肪分解增加产生大量的游离脂肪酸和甘油三酯，大量游离脂肪酸在肝内经 β-氧化及与辅酶 A（CoA）和 ATP 耦联形成乙酰 CoA。大量乙酰 CoA 使肝内产生的酮体增加超过正常周围组织氧化的能力，而引起高酮血症。

（4）酸血症和酮症酸中毒：酮体中的 β-羟丁酸和乙酰乙酸都是强酸。血酮增高使血中有机酸浓度增高（正常值为 6 mmol/L），同时大量有机酸从肾脏排出时除很少量呈游离状态或被肾小管排除外，大部分与体内碱基结合成盐而排除，造成体内碱储备大量丢失而致酸中毒。当血 pH 降至 7.2 时，可出现典型的酸中毒呼吸（Kussmaul 呼吸），pH＜7.0 时可致中枢麻痹或严重的肌无力，甚至死亡。另外，酸血症影响氧自血红蛋白解离导致组织缺氧，加重全身状态的恶化。

DKA 时知觉程度的变化范围很大。不论其意识状态为半清醒或昏迷，当血浆 HCO_3^-≤9.0 mmol/L 时，有人认为均可视之为糖尿病酮症酸中毒昏迷（diabetic ketoacidosis and coma，DKAC）。当血 HCO_3^- 降至 5.0 mmol/L 以下时，则预后极差。

3.脱水

DKA 时血糖明显升高，同时大量酸根产生渗透性利尿及排酸失水，加上呼吸深快失水和可能伴有的呕吐腹泻引起的消化道失水等因素，均可导致脱水的发生。脱水的原因有：①高血糖引起的渗透性利尿；②蛋白质和脂肪分解增加，大量酸性代谢物排出时带走水分；③患者摄入水量不足，特别是老年患者脱水引起血容量不足，血压下降甚至循环衰竭等严重后果。

4.电解质紊乱

DKA 时，由于渗透性利尿、摄入减少及呕吐，细胞内外水分转移入血、血液浓缩等均可导致电解质紊乱。临床上所测血中电解质水平可高可低，也可正常。DKA 时，血钠无固定改变，一般正常或减低，早期由于细胞内液外移，可引起稀释性低钠血症。一般血糖每升高 5.6 mmol/L，血钠可下降 2.7 mmol/L，进而可因利尿和酮体排出，而致血钠丢失增加。但如失水超过失钠时，也可致血钠增高，血钾多降低。尽管由 DKA 时组织分解增加和大量细胞内 K^+ 外移以致测血 K^+ 值并不低，但其总体钾仍低。

5.组织缺氧

DKA 时高血糖致红细胞内糖化血红蛋白（GHb）含量增多，增强血红蛋白与氧的亲和力，缺磷时细胞内 2'3-二磷酸甘油酸（2'3-DPG）降低，使血氧解离曲线左移，两者均导致氧释放减少，造成组织缺氧。

二、临床表现

（一）症状和体征

常有糖尿病病史及发病诱因，如感染、骤停或减用胰岛素、精神创伤、过劳和外伤等。可见于任何年龄，以 30～40 岁者为多。起病急骤，多数患者在发生意识障碍前可感疲乏、四肢无力、极度口渴、多饮、多尿，随后出现食欲不振，恶心、呕吐等早期临床表现。若未能及时治疗，2～3 日后即可发展至代谢性酸中毒乃至昏迷。少数病例以急性腹痛为首发症状，酷似急腹症和肠穿孔等，被误做手术探查。均有不同程度脱水，可达体重 10%，表现为皮肤干燥，眼压低，舌质红干。酮症酸中毒出现时患者常伴头痛、嗜睡、烦躁、呼吸深快有酮味（烂苹果味），并由于酸中毒引起心肌收缩力降低，心搏出量减少，由于周围血管扩张和血压下降导致严重失水、尿量减少、皮肤弹性差、眼球下陷以及脉细速等周围循环衰竭征象。当病情继续发展 pH<7.2 时，呼吸深大，中枢神经系统受抑制而出现倦怠、嗜睡、头痛、全身痛和意识模糊，晚期各种反射迟钝，甚至消失，终至昏迷。

（二）实验室检查

1.尿液化验

尿常规中尿糖强阳性，酮体阳性，个别病例可有蛋白及管型。

2.血液生化

血糖升高，在 16.7～28.0 mmol/L（300～500 mg/dL）之间，与病情及预后不平行。超过 36.6 mmol/L（600 mg/dL）时应注意高渗性状态。血酮体可超过 8.6 mmol/L（50 mg/dL），血 pH ＜7.35，CO_2 结合力常在 13.7 mmol/L（30Vol%）以下，严重者 ＜8.98 mmol/L（20Vol%）。血浆钾、钠、氯和镁可低下，正常或增高，与脱水血液浓缩及肾功能状态有关。半数以上病例有血尿素氮和肌酐升高，可随病情好转而恢复。

三、急救护理

（一）急救原则

应针对内分泌代谢紊乱，去除诱因，阻止各种并发症的发生，减少或尽量避免治疗过程中发生意外，降低病死率等。其中包括：补液、胰岛素的应用、补充钾及碱性药物，其他对症处理和消除诱因。

（二）急救措施

糖尿病酮症酸中毒是糖尿病的急性并发症，抢救的主要措施包括应用小剂量胰岛素疗法，补充液体和电解质。

1.一般护理

绝对卧床休息，安排专人护理，密切监测生命体征和意识状态，详细记录 24 h 出入量，及时抽查血糖和酮体，做血气分析。

2.补液

输液是抢救 DKA 首要的，极其关键的措施。迅速建立静脉通路。患者入院后立即建立两路静脉通路。早期使用氯化钠注射液，补液总量按体重的 10% 估计，补液速度根据患者脱水状况调节。DKA 患者由于大量失水，所以在补液过程中不能按一般的补液方式进行，应遵循以下原则：必须快速补充足量液体，恢复有效循环血量。原则上先快后慢。血糖＞16.7 mmol/L（300 mg/dL）时，开始先用0.9％氯化钠溶液，以500～1000 mL/h速度静脉滴注，最初24小时补液总量3000～5000 mL，严重失水者6000～8000 mL；当血糖降至13.9 mmol/L（250 mg/dL）时，可改为5％葡萄糖液静脉滴注，速度缓慢。

3.小剂量胰岛素治疗

糖尿病酮症酸中毒实质是胰岛素的缺乏，所以要补充胰岛素，纠正糖代谢紊乱，降低血糖，抑制脂肪分解。胰岛素仍是治疗酮症酸中毒的关键药物，目前认为小剂量速效胰岛素静脉连续滴注0.1 U/（kg·h）或间断皮下注射的治疗方法，具有简单、快速、安全、有效等特点，但必须视病情而定，当血糖降至13.9 mmol/L（250 mg/dL）时，改输5％葡萄糖液并加入速效胰岛素（按每3～4 g葡萄糖加1 U胰岛素计算）。尿酮体消失后，根据患者尿糖、血糖及进食情况调整胰岛素剂量或改为每4～6小时皮下注射胰岛素1次，然后恢复平时的治疗。不可将胰岛素置入碱性溶液中，以免药效被破坏。

4.补钾

酮症酸中毒时血钾总是低的，由于未治疗者血液浓缩，血钾测定正常，但经补液及胰岛素治疗4～6小时后，血钾常明显下降，有时可达到严重程度，故一开始即可同时补钾。一般在500 mL的液体中加入10％氯化钾10～15 mL静脉滴注，然后根据血钾浓度及尿量情况补钾，注意见尿补钾。患者血钾正常时，可改为口服氯化钾5～7天，每次1 g，每日3次。当血钾＞5 mmol/L时，应停止补钾，补钾时应严密观察血钾和心电图，治疗过程中应进行心电监护，T波变化可灵敏反应血钾高低，有利于调整补钾的浓度和速度。

5.补碱

补碱要从严，不要轻易补碱。酸中毒较轻的患者经注射胰岛素后，酸中毒可逐渐自行纠正，故不必补碱。但严重酸中毒的患者当血 pH＜7.1，HCO_3^-＜5 mmol/L，CO_2 结合力＜10 mmol/L

时或伴有血钾升高时，应给予碱性药物，用 $4\%\,NaHCO_3\;125\;mL$ 静脉滴注，一般每日不超过 2 次，补碱量不宜过多、速度不宜过快，以免加重和诱发脑水肿。补碱后监测动脉血气分析，当 pH >7.1，HCO_3^- $>10\;mmol/L$后可停止补碱。

6.治疗诱因

患者本次发病主要诱因是感染，患者体温升高、白细胞增多，即应遵医嘱根据药物敏感试验的结果予以足量有效的抗生素治疗。

参考文献

[1] 万何琴.院前急救护理［M］.武汉：湖北科学技术出版社，2014.

[2] 王欣然，杨莘，韩斌如.急危重症护理手册［M］.北京：北京科学技术出版社，2012.

[3] 王彩云，蔡卫新，崔健，等.护理学概论［M］.北京：高等教育出版社，2013.

[4] 王梓凌，白利洁.临床急诊救护［M］.石家庄：河北科学技术出版社，2013.

[5] 王新田.实用循证护理学［M］.北京：科学出版社，2013.

[6] 韦景.急救护理技术［M］.西安：第四军医大学出版社，2016.

[7] 卢根娣，岳立萍，席淑华.危重症急救护理技术操作指南［M］.上海：第二军医大学出版社，2014.

[8] 史连国，王云，陈协辉.现代临床急诊学［M］.长春：吉林大学出版社，2013.

[9] 叶志香，李映兰，宋加荣，等.急救护理学［M］.第2版.长沙：湖南科学技术出版社，2012.

[10] 白梦清，黄素芳.急救护理［M］.北京：人民卫生出版社，2014.

[11] 孙辉，张世魁，屈纪富.急诊急救常用技能与急症处置［M］.长春：吉林科学技术出版社，2015.

[12] 曲振瑞，李蓓蓓，郭彦丰，等.急救护理［M］.西安：西安交通大学出版社，2014.

[13] 许虹.社区急诊护理技术操作流程与评分标准［M］.北京：人民卫生出版社，2013.

[14] 张少羽.基础护理学［M］.郑州：河南科学技术出版社，2012.

[15] 张文燕，冯英，修红.临床急诊护理学 [M].北京：科学技术文献出版社，2015.

[16] 张海燕，甘秀妮.急危重症护理学 [M].北京：北京大学医学出版社，2015.

[17] 李一杰，张孟，何敏.急救护理 [M].武汉：华中科技大学出版社，2013.

[18] 李延玲.急救护理 [M].第 2 版.北京：人民卫生出版社，2014.

[19] 杜成芬，肖敏.院前急救护理 [M].武汉：华中科技大学出版社，2016.

[20] 杨桂荣，缪礼红，刘大朋，等.急救护理技术 [M].第 2 版.武汉：华中科技大学出版社，2016.

[21] 杨辉.新编 ICU 常用护理操作指南 [M].北京：人民卫生出版社，2015.

[22] 周会兰.急危重症护理学 [M].第 2 版.北京：人民卫生出版社，2013.

[23] 周俊杰，谢红英.急危重症护理 [M].北京：人民卫生出版社，2015.

[24] 周望梅，高云.急诊护理细节问答全书 [M].北京：化学工业出版社，2013.

[25] 宛淑辉，汪爱琴，周更苏.基础护理技术 [M].武汉：华中科技大学出版社，2013.

[26] 屈沂.急诊急救与护理 [M].郑州：郑州大学出版社，2015.

[27] 王丽嫦.重症有机磷农药中毒的急诊急救护理分析 [J].当代医学，2013，19（2）：133-134.

[28] 罗彩利.急性心肌梗死患者的临床急救分析 [J].护士进修杂志，2011，26（15）：1426-1427.

[29] 马忠兰.浅谈院前急救时的有效沟通及舒适护理 [J].求医问药：下半月刊，2012，10（10）：193-194.

[30] 王莉莉.不典型急性心肌梗死 30 例的护理总结 [J].齐齐哈尔医学院学报，2010，31（24）：3980.